リウマチが治った②

――医療が変わる、リウマチが変わる、あなたが変わる!!

篠原　佳年

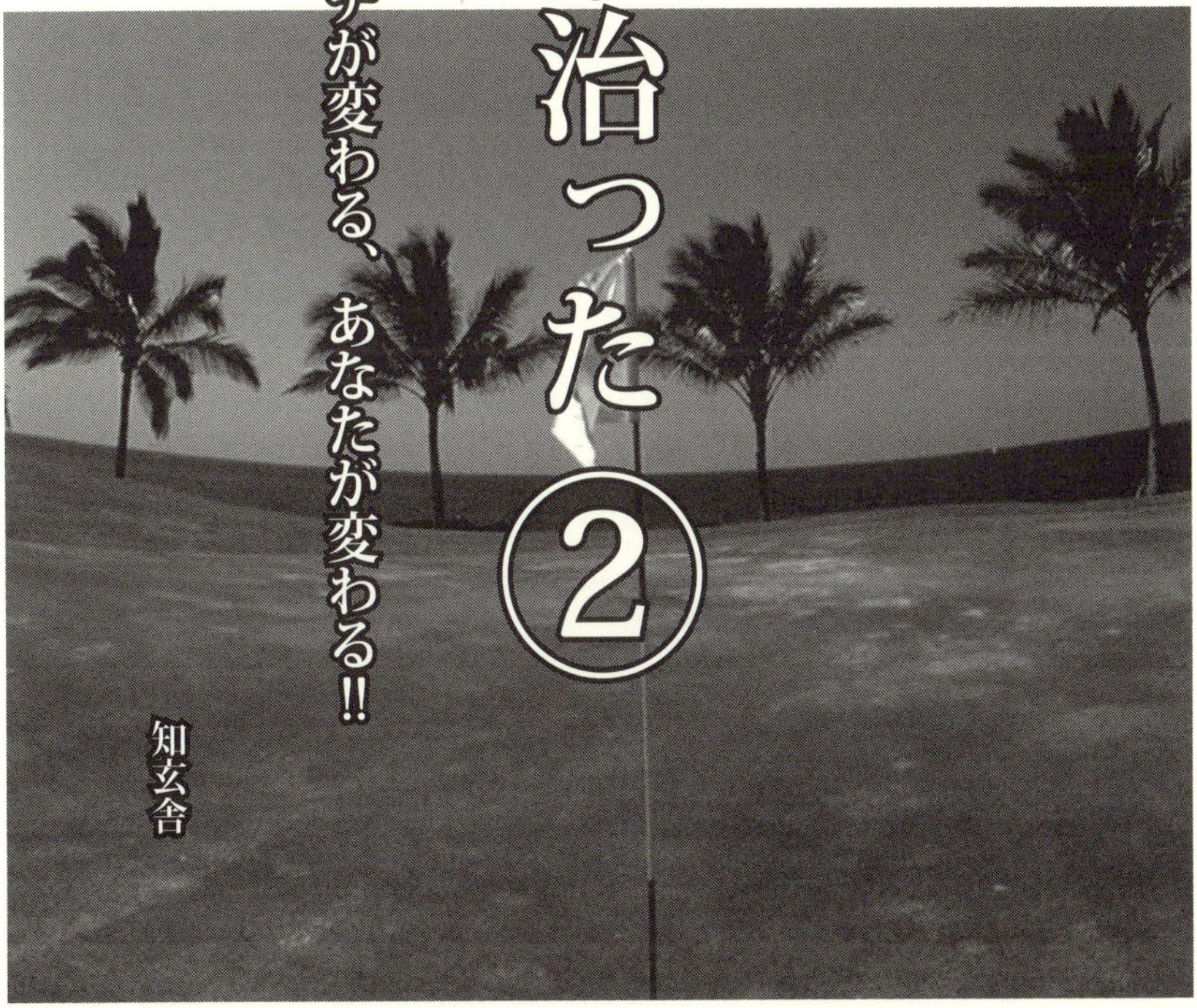

知玄舎

まえがき

2年ほど前に『リウマチが治った』という本を上梓しました。発行部数が少ないにもかかわらず、全国からたくさんの方々が来院されました。

来られた方の大半が、たくさん薬を使っているけど効果がなかった人、専門医にかかっているのに抗リウマチ薬が出ずにステロイドだけ処方されている方、そして、どこの病院にも一度も行ったことがない方などなど、治療がうまくいっていないたくさんの方々がお見えになりました。

おかげで多くのことを学びました。

寛解症例が2年前の100例から現在300例になろうとしています。

100例の時にリウマチが治ったという手応えがありましたが、今は揺るぎない確信に変わっています。そのため一刻も早くリウマチの方々にお伝えしたくて第2弾を出すことにいたしました。医療が変わる、リウマチが変わる、あなたが変わる——ということと、私が第一弾で伝えられなかった想いを、インタビューという形を通して述べさせていただきました。そのあとに、人生を楽しんでいるすばらしい人達にご登場していただきます。

目次

まえがき　3

第1章【インタビュー】リウマチは治る時代になった！　11

リウマチ寛解《かんかい》の意味　12
リウマチ「早期発見・早期治療」の落とし穴　20
血液検査結果から読み解くリウマチ症例とポイント解説　25
隠れている問題――誰も取り上げない「筋力の衰え」　38
新薬を用いる際の注意点　40
今後の展望　49

第2章【ミニ解説】リウマチ診断について　51

リウマチ診断の主要な検査項目　52

第3章【患者さんのアンケートから】ここまで治った
「私たちのわくわくライフ」 57

『リウマチが治った』（2013年4月知玄舎刊）に出ていた患者さんのその後 58
◎JAさん（岡山県75歳 発症後4年） 58
◎MAさん（岡山県37歳 発症後16年） 58
◎YIさん（岡山県73歳 発症後28年） 59
◎SOさん（岡山県76歳 発症後13年） 59
◎SOさん（岡山県75歳 発症後5年） 60
◎KOさん（島根県61歳 発症後21年） 61
◎HKさん（和歌山県77歳 発症後11年） 62
◎MSさん（愛媛県57歳 発症後4年） 63
◎嵩原奈月さん（沖縄県44歳 発症後6年 ミュージシャン） 67
◎KSさん（京都府65歳 発症後20年） 68
◎SNさん（岡山県72歳 発症後5年） 68
◎TNさん（岡山県72歳 発症後9年） 69
◎YHさん（岡山県51歳 発症後11年） 70
◎THさん（佐賀県72歳 発症後37年） 71
◎SYさん（岡山県82歳 発症後28年） 72
◎EWさん（岡山県65歳 発症後5年） 73
◉

◎ＳＯさん（岡山県84歳 発症後16年）74

今回初めて掲載される患者さん 75

◎ＹＩさん（岡山県72歳 発症後17年）75
◎ＳＩさん（広島県75歳 発症後23年）75
◎ＹＵさん（大阪府70歳 発症後２年）76
◎ＫＯさん（香川県68歳 発症後15年）77
◎ＫＳさん（大阪府63歳 発症後３年）78
◎ＩＫさん（香川県75歳 発症後23年）79
◎匿名希望女性（沖縄県39歳 発症後６年）79
◎ＫＫさん（香川県61歳 発症後19年）81
◎ＭＳさん（千葉県72歳 発症後４年）82
◎匿名希望女性（埼玉県31歳 発症後９年）82
◎ＫＳさん（宮崎県66歳 発症後17年）83
◎ＹＳさん（岡山県59歳 発症後25年）84
◎ＫＳさん（富山県64歳 発症後６年）85
◎ＥＴさん（岡山県61歳 発症後27年）86
◎ＮＴさん（岡山県37歳 発症後２年）86
◎ＫＴさん（岡山県67歳 発症後18年）87
◎ＹＤさん（岡山県74歳 発症後26年）87
◎ＦＴさん（岡山県65歳 発症後10年）88

◉

◎MCさん（奈良県65歳 発症後2年） 88
◎AJさん（大阪府59歳 発症後29年） 90
◎MNさん（大分県60歳 発症後15年） 90
◎REさん（千葉県67歳 発症後26年） 91
◎YNさん（東京都65歳 発症後20年） 91
◎TNさん（福岡県65歳 発症後1年） 92
◎MNさん（東京都27歳 発症後9年） 92
◎YNさん（岡山県61歳 発症後22年） 93
◎MNさん（福岡県49歳 発症後2年） 93
◎匿名希望女性（埼玉県57歳 発症後3年） 95
◎FBさん（岡山県71歳 発症後6年） 96
◎YHさん（岡山県56歳 発症後2年） 97
◎KFさん（岡山県34歳 発症後7年） 98
◎TFさん（岡山県70歳 発症後14年） 99
◎MFさん（岡山県70歳 発症後6年） 100
◎YMさん（兵庫県54歳 発症後4年） 100
◎KFさん（兵庫県70歳 発症後20年） 101
◎YMさん（岡山県67歳 発症後10年） 101
◎YFさん（岡山県46歳 発症後9年） 102
◎NMさん（大阪府39歳 発症後7年） 102
◎MMさん（岡山県63歳 発症後12年） 103
◎MMさん（大阪府67歳 発症後14年） 104

◉
◎YYさん（山口県64歳 発症後13年） 104
◎SYさん（大阪府62歳 発症後10年） 105
◎TYさん（岡山県44歳 発症後10年） 106
◎EWさん（岡山県70歳 発症後20年） 107
◎匿名希望女性（富山県59歳 発症後15年） 107
◎匿名希望女性（岡山県34歳 発症後7年） 109
◎MKさん（福岡県65歳 発症後3年） 110
◎MKさん（岡山県43歳 発症後2年） 110
◎KOさん（広島県67歳 発症後1年） 111
◎JNさん（愛媛県60歳 発症後13年） 112
◎KHさん（岡山県67歳 発症後2年） 112
◎HNさん（大阪府62歳 発症後2年） 113
◎TFさん（岡山県70歳 発症後55年） 113
◎HNさん（岡山県67歳 発症後4年） 114
◎YMさん（兵庫県58歳 発症後12年） 115
◎YMさん（岡山県66歳 発症後4年） 115
◎TMさん（岡山県65歳 発症後10年） 116
◎MYさん（鹿児島県63歳 発症後6年） 117
◎KUさん（岡山県64歳 発症後2年） 118
◎HYさん（広島県74歳 発症後2年） 118
◎MFさん（岡山県73歳 発症後9年） 119
◎TSさん（岡山県61歳 発症後20年） 119

◎ＭＹさん（広島県80歳　発症後９年）　120
◎ＳＭさん（岡山県74歳　発症後20年）　120
全国から来られた患者さんの状況　122
あとがき　124

第1章【インタビュー】
リウマチは治る時代になった！

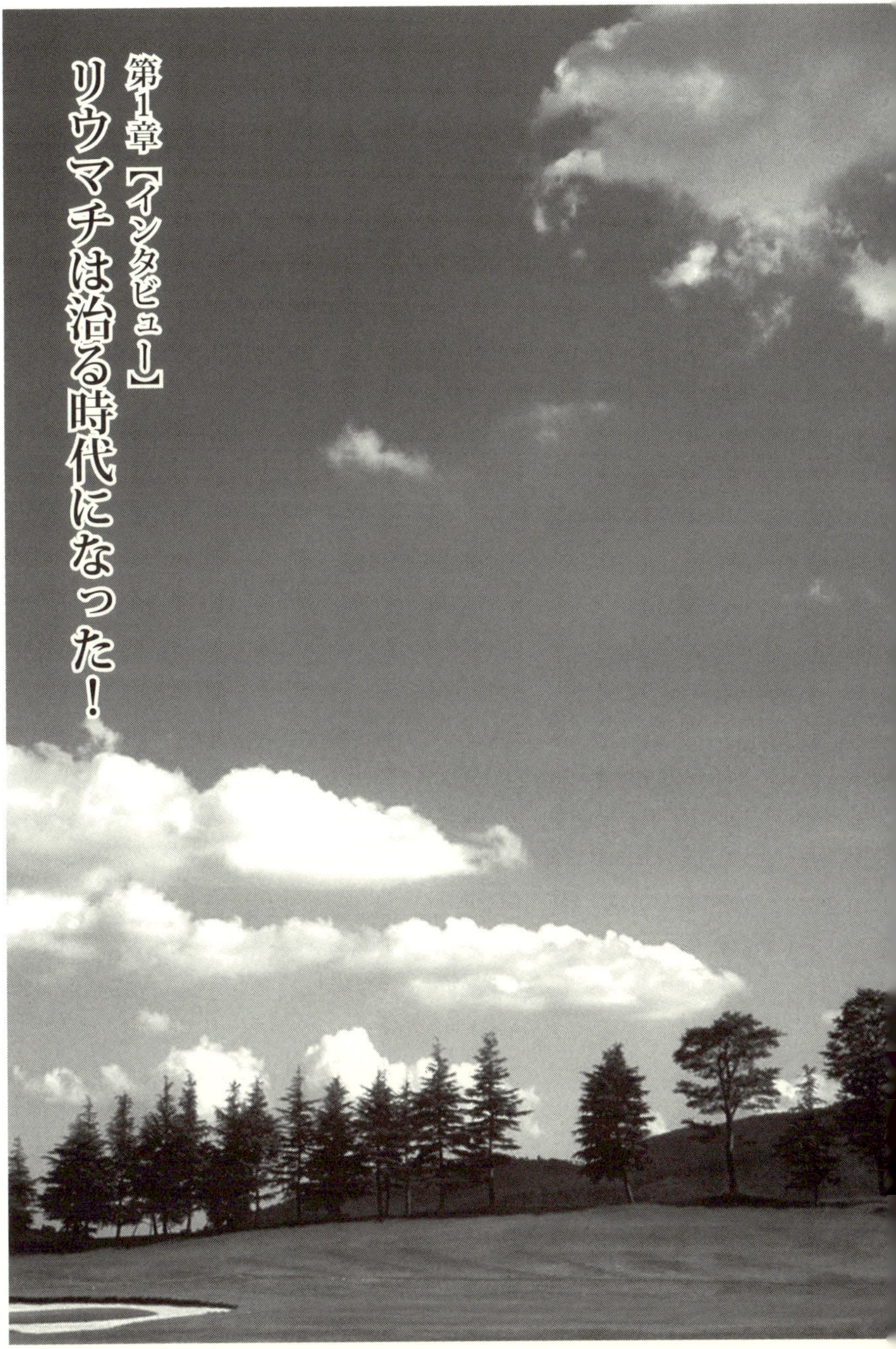

◉

リウマチ寛解《かんかい》の意味

聞き手：高岡 良子（月刊『ザ・フナイ』元編集長・ジャーナリスト）

――これまで「リウマチ」と聞くと、いったんなったら、なかなか治らない病気というイメージがありました。手がこわばる、痛くなる、動かせなくなる……など、日常生活に不自由が出て、それが生涯続いていくように思われています。

一種の自己免疫疾患で、骨が変形し、命にすぐかかわる病気ではないものの、自分の関節を自分で壊していくやっかいな難病と誰もが思っていますよね。

ところが、篠原先生によると、「リウマチは治る、怖い病気ではなくなった！」ということで、これが本当ならとてもすごいことですし、リウマチに悩んでいる多くの人たちにとっても朗報です。「どうやってよくなったのだろう？」と知りたくなります。

いったい、篠原先生のところでは何が起こっているのでしょうか？

篠原　２０１３年に、『リウマチが治った』（知玄舎刊）を出したのです。そうしましたら、たいへん好評で、それを読んだ方が、北は北海道から南は沖縄まで全国から診察に来られました。

ただ、その本の中では、リウマチ寛解（寛解とは症状が消えること、詳細は後述）の決め手になる治療薬の名前を伏せ、「新薬」として出版したため、今回は、新たにわかったことを含め、寛解されたたくさんの患者さん方の体験を加えて、2冊目を出すことにしたのです。

私のところに来院されたリウマチ患者さんで、この5年間に約280人の方たちがほぼ例外なく元気になられ、世の中にもっと知ってもらいたいという気持ちになりました。

患者さんの中には、真冬のアラスカに1週間オーロラを見に行かれる方もいるくらいで、医師の私より元気な人が何人も続出するありさまです（笑）。

いったいこれは何が起こっているのだろう……と思い、私自身が興味津々だったのです。よくなられた方が100人を突破した時点でまず本を出しましたが、今回約280人になったことを機に、さらに世の中に伝えたいという気持ちが強まりました。

◉
——先生の患者さんの中には、「同窓会に行ったら、リウマチになる前より元気になった。どうしたの？……とみんなにびっくりされ、再来年の同窓会の幹事さんにさせられてしまった」という方もいらっしゃるとか？
先生のクリニックで行なったアンケートを読ませていただきました。皆さんの体験談や感想の束を見たら、ともかく希望が湧いてきますね。
ところで、そんなに元気になられていったのは、どうしてなのでしょうか？

篠原 5年ほど前、私のクリニックに通院していた患者さんから「ぜひ私に新薬のトシリズマブ（販売名アクテムラ）を使ってください」と言われました。そこで半信半疑ながらもこの新薬を試してみたのが、そもそもの始まりでした。

ところが、新薬を使ってみて、元気になっていく患者さんの姿に驚きました。ほかの方々にも新薬を勧めてみるようになり、次々によくなっていく人たちが続出し、私自身がびっくりしてしまったのです。

――先生の本を読むと、「寛解」という言葉が出てきますね。聞きなれない言葉ですが、どういう意味ですか？

篠原 寛解とは、「症状をほぼ消失させ、健常者と変わりない生活を可能にすること」です。「寛解」は、基本的には投薬が必要になりますので、厳密に言えば「完治」とは言えないのですが、しかし、健常者と同じ生活が可能になることで、患者さんのそれまでの心身の痛み・苦しみは、ほぼなくなると言ってもよいでしょう。

痛みがなくなるばかりでなく、血中のアルブミンが一気に増加しますから血中の鉄分も増加して全身の酸素の供給量が上がり、活力が湧き、体じゅうに元気がみなぎってくるのです。酸素の3分の1は脳に行くので、脳に酸素が増えると意欲いっぱいになって不安やストレスがなくなり、人生を積極的に生き抜こうという前向きな性格になり、ふつうの健常者よりもはるかに元気になってしまうわけです。

脳に酸素が行くということは、じつは健康にとって非常に重要なカギを握っていると考えています。

体を動かすと自然と脳内に酸素がたくさん供給されるので、ストレスそのものが消えていきます。体を動かさないでじっとしていると過去や未来のことに頭が行ってしまい、「現在」に生きることができなくなってしまいます。そうすると悩みやうつが起きてくる。

悩みやうつは、体を動かしていると自然と消えてしまう。悩みは解決するものではなく、体を動かすことによって、いつの間にか消えていってしまうものなんです。

話が脱線しましたが、新薬を使うことによって、血中の鉄分が増えて脳内酸素が上昇し、脳に充分酸素がいきわたるようになると性格まで明るくなり、やる気が出て活発に動き出せるようになるため、過去や未来に思い煩うこともなくなり、「人生に悩みがないんです」と皆さん言いきっ

◉
ているとに、私自身がびっくりしているありさまです。

――体を動かすということは、精神を明るくすることにもつながるのですね。

「悩みがあったら、ただひたすら歩きなさい」と以前言われたことがありますが、体を動かすことが、それほどまでに精神に影響するとは知りませんでした。

じっと座ってばかりいると、筋力が落ちるばかりでなく、悩む体質にもなってしまうのですね……。

篠原　そもそも、体をよく動かし元気な人は姿勢がよく、声も元気がいい。暗い人は姿勢がわるく、声も低い。低い音はエネルギーを落とすし、高周波の音はエネルギーをアップさせます。

――先生は、「ストレスがいっぱいあると、低い音しか聞き取れない」と以前おっしゃっていましたが、聞き取り能力とストレスも関係があるのにびっくりしました。

そういえば、篠原先生は英語の本もたくさん出されていらっしゃいますよね。先生が書かれた『奇跡の音８０００ヘルツ――英語聴覚セラピー』シリーズは、とってもためになっています。

篠原　高い音、元気な音を出していると、性格も明るくなるんですよ。

――気持ちが落ち込んでしまいそうなときは、わざとでもいいから高くて大きな声を出したり、姿勢を伸ばしたりすることで、自分の気持ちもコントロールできますね？

篠原　元気じゃなければ姿勢をよくし、大きな声を出す。人間は、幸せだから笑う。これは常識ですが、笑っているから幸せだ、というのもあるんです。脳は区別がつかない。自分をいかに騙せるか、人生はこれの修業ですね（笑）。

「自分は大丈夫だ、自分にはできる」と思えば、自分にかかっていたブラインド（覆い隠すもの）が外れ、気づきも生まれ、視点も変わってくる。

リウマチもしかりです。「リウマチは治らない病気ではない。必ずよくなる！」と知った時から、ブラインドが外れます。患者さんたちは、元気で気遣いが出来る人にどんどん変わっていく。人生は、楽しんでいる暇しかありません。

現に、マラソン大会に出たり、海外旅行に行ったり、「自分がリウマチだということをすっかり忘れていたよ」と言われるくらい元気になった患者さんが続出しました。医師である私やここのスタッフたちより元気いっぱいになってしまい、生活をエンジョイされる患者さんたちの姿に、三十数年間リウマチを診てきた私自身が、だれよりもびっくりしているのです。
寛解された方々が280人を超えた今、この薬のこと、そして、私が何に注意してこの薬を用いているかということをぜひ知っていただきたいと思い、新薬について二冊目の本を出そうと思った次第です。

――先生のクリニックにいらした患者さんには、全員新薬を投与されていらっしゃるんですか？しつこく訊くようでわるいのですが、寛解された方というのは、先生の新薬治療を受けた患者さんたちの何パーセントに当たるのでしょうか？

篠原 先にも申しましたように、寛解された方はほぼ全員と言ってよいくらいですよ。
もし、たった一人でも亡くなる人が出たら、この治療法を続けることはできませんでしたが、幸いにも、この5年間で死者はゼロです。80歳以上の人が3人、がんで治療後5年経過している人が3人、50代60代の人が200人以上いるにもかかわらず、亡くなった人がゼロというのは、私自身もラッキーなのだと思います。

――念のため、お訊きしますが、副作用が出ることはないのでしょうか？

◉

篠原　もちろん、使用法を誤らなくても副作用のリスクは当然ありますので、医師と患者さん双方に、適切な用い方と対処法の認識は不可欠です。が、5年間この薬を使ってきて言えることは、適切な用い方を守れば、副作用を過剰に恐れる必要はない、ということです。

参考までに、私が診た280人余りの患者さんのなかで、はっきりと副作用が起きたとみられるケースは、10名でした。

内訳は、アナフィラキシー症候群（アレルギーのショック症状）1名、肺炎2名、肋膜炎1名、結核1名、腎盂炎1名、帯状疱疹4名です。このうち2名の方以外は、よくなってから引き続き当院で新薬の治療を続けられています。

皆さんがよくなられたので、今だから言えるのですが、その時その時は、私もスタッフも身の縮む思いをし、眠れない日々を過ごしました。回復した時には何とも言えない安堵感をおぼえました。治療を受けている患者さんは当然大変なのですが、僕らも大変なのです。

インターネットなどで調べますと、新薬の副作用がいろいろ書かれていて怖くなる方もおられるようですが、使用する薬を新薬一本に絞り（これは非常に大切なポイントです）、患者さんからの丁寧な体調のご報告の上で使用すれば、必要以上に怖れる必要はないというのが私の結論です。

◉

リウマチ「早期発見・早期治療」の落とし穴

――ところで、朝起きた時に手がこわばったりしていると、「もしかしてリウマチになっているのかな？」と怖くなりますが、リウマチかどうかの診断は、どのようになされているのでしょうか？

篠原　リウマチは、関節の痛み、朝起きた時のこわばりなどの自覚症状にくわえ、血液検査では、一般に「リウマチ因子」「抗ＣＣＰ抗体」「ＣＲＰ値（炎症の強さ）」などで診断されます。

ですが、ここに大きな落とし穴があることを知っていなければなりません。

「リウマチ因子」を持っていない人でも、５人に１人の割合でリウマチの症状が出ることがあります。逆に、リウマチの症状が全くない人にも「リウマチ因子がある」という陽性結果が出ることがあるのです。したがってリウマチ因子のあるなしは目安にしかすぎず、決定的なものではありません。

ですから私は、リウマチ因子で決めたりしません。あくまでも、炎症のあるなしで診断します。

また「抗ＣＣＰ抗体」が陽性の場合、たとえ現在リウマチの炎症が出ていなくても、その後発症する確率は80～90パーセントとされてはいますが、「抗ＣＣＰ抗体」が陽性というだけで即リウマチであるとみなして治療を開始するのは大きな危険が伴いますし、それは間違いです。

現在、大学病院などの大きな病院に行かれた人の多くが、「抗ＣＣＰ抗体」が陽性というだけでリウマチという病名をつけられて、強い薬を処方されてしまうケースがほとんどなのです。

最近私のところに来られた患者さんで、16歳の高校生でしたが、実際はリウマチの炎症が出ていないにもかかわらず、「抗ＣＣＰ抗体」が陽性というだけで強力な抗リウマチ薬を処方され、そのため体をわるくして当院を受診された方がいました。なんと炎症もないのに、その薬に定められている最大限の量の処方をされていたのです。

検査の見方で大事なポイントは、「リウマチの炎症が今ほんとうに起こっているのか？」という点です。

「火（炎症）が出ていない限りは治療は要らない」というのが私の治療法の大事なポイントなのです。火事が出ていないにもかかわらず、火を止めようと水を掛けたら、かえって体はおかしくなってしまいます。この「火が燃えているのか」の実際の診断があいまいなケースが非常に多くみられます。

「抗ＣＣＰ抗体」が陽性ということは、リウマチが起こりやすいというリスクは持っていますが、炎症が今起こっているとは限りません。私の造語ですが、体内には「リウマチ発症阻止センター」

◉

ともいうべきものがあり、リウマチ因子や抗ＣＣＰ抗体が高くても、リウマチを発症しないように体が管理していると思われます。

リウマチの炎症がなく関節が壊れていない場合でも、「指が曲がってもいいんですか？」「リウマチは早期発見・早期治療が大事だから」と、見切り発車的に抗リウマチ薬が投与されるケースがほとんどです。

ここに重大な過失があると私は感じています。

これは企業秘密で本当は漏らしたくないのですが……、じつは、ＣＲＰが０・05以下で炎症がストップすると、血中のアルブミンが一気に上昇して鉄分も同時に増え、信じられないくらい元気になってしまうということに、たくさんの人たちを見ているうちに気づきました。

僕のところに来ている新薬治療している人たちは例外なくじっとしていない。畑仕事、卓球、水泳、ゴルフ、海外旅行……とあらゆる活動を始めているのです。

――先生は、リウマチの火が実際にいま燃えているかどうかの診断をとても明確になさるのですね。そこが他の病院での診断と大きく違うところなのですね。

篠原　リウマチの体質があるかどうかよりも、実際にいま炎症が起きているのかの方にポイントを置くべきなのです。炎症がなければ、投薬は必要ない。炎症がない時点でのリウマトレックスやステロイドなどの投薬は絶対に慎むべきです。それは犯罪に近い行為ではないかとすら私は思っています。その点を、患者さんも医師も根本的に理解していない。そのために、間違ったリウマチ治療がはびこってしまっているのです。

リウマチは、かつては免疫疾患であるとも言われましたが、安保徹《あぼとおる》先生によると、免疫疾患ではなくて、一種の老化に伴った病気であるとも解釈できるとおっしゃっています。老化したうえに火（炎症）がついたらリウマチ、老化しても火がつかなかったら変形性関節症と診断されます。リウマチは、老化や遺伝的素因、体内の鉄分の減少、使いすぎた関節などでかかる率が上がる、という傾向を持っているように思われます。

また、変形性関節症と診断され、痛み止めしか処方されていない人で、鎮痛剤が効かない人の中に、血液検査をすると、抗ＣＣＰ抗体、ＣＲＰ、ＭＭＰ−３などが上がっていれば、リウマチを合併しています。だから関節症だと言われた人も、今いちどリウマチを疑ってみることをお勧めします。血液検査をしてリウマチが合併しているようなら、治る（症状が消える）と言いたいのです。

話は変わりますが、変形性膝関節症や変形性指関節症だけでも、高血圧や糖尿病、心臓病などの成人病を合併している可能性があると昔からよく言われていますので、注意が必要です。

――新薬が痛みの原因をとってしまい、結果的に細胞が元気になってしまうので、リウマチと言われても何ら怖がる必要はなく、むしろ症状が消えて体に活力が生まれる希望が持てるというわけですね？

篠原　私は、リウマチの活動性が認められたときだけ、新薬を使う。体内の〝リウマチ発症阻止センター〟――これは私の造語ですが――が機能していたら、つまり、自分の力でリウマチを阻止できているときは、薬は使いません。

抗ＣＣＰ抗体とリウマチ因子が高くても、ＣＲＰがマイナスで、ＭＭＰ―３が正常範囲なら、関節に何も起きていないので、リウマチ薬を使う必要はないのです。

一般的に早期発見、早期治療の概念のもと、ステロイドやリウマトレックスを投与されることが多いのですが、その結果逆に「リウマチ発症阻止センター」が機能しなくなり、せっかく止まっていたリウマチが発症するリスクが、かえって生じてしまうのです。

――先生の患者さんが、「篠原先生に今までの検査データを見せると、私が話をする前に、私の今の状態で、ストレス過剰、運動不足、食欲減退、睡眠不足、疼痛、その上に代謝がおちて体温が下がっているなどなど、全身状態のすべてを言いあてられてしまいました。先生の分析は、なんてすごいんでしょう」とおっしゃっていましたが、血液の検査データをしっかり読むことが非常に重要になってくるのですね。

ちなみに先生は、血液検査のデータから、どんなことを読まれていらっしゃるのでしょうか？　実例を挙げていただけるとわかりやすいのですが……。

血液検査結果から読み解くリウマチ症例とポイント解説

篠原　血液検査データの代表的ないくつかを公開し、リウマチ症例の読み方を要所を絞って説明しましょう。

まずは表1の症例データから順にお話しします。

表1【症例その1】（40歳女性）

検査項目	検査結果
蛋白分画	
ALB（ｱﾙﾌﾞﾐﾝ）	↓ 47.4
α 1 - ｸﾞﾛﾌﾞﾘﾝ	↑ 4.0
α 2 - ｸﾞﾛﾌﾞﾘﾝ	↑ 10.8
β - ｸﾞﾛﾌﾞﾘﾝ	↑ 12.2
γ - ｸﾞﾛﾌﾞﾘﾝ	↑ 25.6
A/G	↓ 0.90
総蛋白	7.1
白血球数	6600
赤血球数	457
ﾍﾓｸﾞﾛﾋﾞﾝ	↓ 10.2
ﾍﾏﾄｸﾘｯﾄ	↓ 33.7
血小板数	↑ 43.3
MC	↓ 74
MCH	↓ 22.3
MCHC	↓ 30.3
末梢血液像 : 機械法	
Baso	0.3
Eosin	1.5
Neut	63.3
Lymph	29.4
Mono	5.5
赤血球沈降速度	
1 時間値	↑ 60
2 時間値	99
AST(GOT)	13
ALT(GPT)	8
ALP	258
BUN	12.6
ｸﾚｱﾁﾆﾝ	↓ 0.36
K	4.3
血清鉄	↓ 16［再］
血糖	83
CRP 判定	↑ (3+)
定量値	↑ 4.98
ﾘｳﾏﾁ因子 :RF	↑ 103［再］
抗 CCP 抗体	陽性
IgG	↑ 1784
IgA	↑ 435
IgM	201
血清補体価	35.9
HBs 抗原 CLIA	(－)
ﾌｪﾘﾁﾝ	5 未満
MMP-3	↑ 272.3

◉

【表1 コメント】

ヘモグロビンが10・2で低いので、全身状態が良くないことが予想されます。

MCH、MCHCの値より極端なFe欠乏を認めます。

アルブミン低下も起こってきています。慢性的な炎症が（急性の炎症も）、存在することを示唆しています。

末梢血液像の好中球値（Neut）などから自律神経はやや交感神経優位で痛みもそれほど強くないことが予想されます。

炎症は血沈60㎜／60分、CRP（3＋）、MMP−3（272・3）と中等度で関節破壊も進んでいます。唯一酸素を運ぶ鉄分は、フェリチン値から在庫がカラで、血清鉄が16と大変低値で、寒さに対応できず、皮膚は乾燥し、GOT・GPTの値から運動不足がひどく、クレアチニン値からも筋力が相当落ちていて、日常生活が困難な状態が予想されます。多分一人では身の回りの生活は難しい状態がうかがえます。

リウマチの治療はされていないと推測します。

すぐに治療が必要ですが、新薬で炎症が止められても、体力回復には時間が必要と思われます。

◉

表２【症例その２】（59 歳女性）

検査項目	検査結果	基準範囲	単位
蛋白分画			
ALB（ｱﾙﾌﾞﾐﾝ）	↓ 30.3	61.1-72.0	%
α 1-ｸﾞﾛﾌﾞﾘﾝ	↑ 4.6	1.8-3.3	%
α 2-ｸﾞﾛﾌﾞﾘﾝ	↑ 10.4	5.6-9.8	%
β -ｸﾞﾛﾌﾞﾘﾝ	7.6	6.4-10.4	%
γ -ｸﾞﾛﾌﾞﾘﾝ	↑ 47.1	10.0-20.8	%
A/G	↓ 0.43	1.49-2.49	
総蛋白	6.7	6.5-8.0	g/dl
白血球数	↓ 2700	4000-8500	/ μl
赤血球数	↓ 276	380-480	万 / μl
ﾍﾓｸﾞﾛﾋﾞﾝ	↓ 6.1	11.5-14.5	g/dl
ﾍﾏﾄｸﾘｯﾄ	↓ 21.7	34.0-45.0	%
血小板数	22.6	15.0-40.0	万 / μl
MCV	↓ 79	82-101	fl
MCH	↓ 22.1	26.8-34.0	pg
MCHC	↓ 28.1	30.9-36.2	%
末梢血液像			
Baso	0.0	0.0-1.6	%
Eosin	2.9	0.0-6.0	%
Neut	↑ 78.4	39.4-74.0	%
Lymph	↓ 16.5	25.0-50.0	%
Mono	2.2	0.0-9.0	%
赤血球沈降速度			
１時間値	↑ 148	0-15	㎜
２時間値	153		㎜
AST(GOT)	29	10-35	IU/l
ALT(GPT)	13	7-42	IU/l
ALP	265	110-360	IU/l
HDL-C	↓ 30	41-100	mg/dl
BUN	17.4	8.5-20.0	mg/dl
ｸﾚｱﾁﾆﾝ	↓ 0.31	0.45-0.80	mg/dl
K	4.5	3.5-5.0	mEq/l
血清鉄	↓ 10	43-172	μg/dl
CRP 判定	↑ (6＋)	(－)	
定量値	↑ 9.02	0.40 以下	mg/dl
IgG	↑ 3127	870-1700	mg/dl
IgA	↑ 472	110-410	mg/dl
IgM	↑ 388	46-260	mg/dl
血清補体価	↓ 22.8	30.0-45.0	U/ml
MMP-3	36.5	17.3-59.7	ng/ml
ﾘｳﾏﾁ因子 :RF	↑ 1208	20 以下	IU/ml
抗核抗体 (ANA)	↑ 陽性	40 未満	倍
Ho,Sp	↑ 640	40 未満	倍

【表2コメント】

まず全身状態は、ヘモグロビン6・1と貧血が最悪で、これ以上わるくなると輸血が必要な状態です。また、白血球2700と顕著な低下で、栄養状態が相当わるいことが予想されます。MCV、MCHCともに低値で、鉄が極端に少ないように思えます。重篤な鉄欠乏性貧血です。ヘモグロビンそのものはタンパク質と鉄の集合体だからアルブミンも相当低く、全身状態は最悪と予想できます。

白血球分類（末梢血液像）では交感神経優位で過緊張な状態と思えるが、白血球そのものが低すぎるので参考のみ。

この状態で血沈148㎜／60分、CRP（6＋）、γ―グロブリン47・1％と、炎症は最高に達しています。

GOT・GPTからは、運動不足のため動ける状態ではなく、またクレアチニンから筋力はかなり落ちているようです。

少し不思議なのは、MMP―3が正常で血清補体価が下がっているところで、リウマチの活動性よりも膠原病（たとえばSLEなど）の方が考えやすい。当然、悪性関節リウマチの可能性も大いにあり得ます。

実際この方は当時59歳の女性で、御主人が抱きかかえて診察室に入ってきたのを記憶しています。薬が嫌いな方で、とある病院にオールデトックス治療入院していたというのです。身長は157㎝で、35㎏あった体重が32㎏になり、全身状態がさらに悪化し、御主人が見るに見かねて強制退院させて当院に連れてきたそうです。

来た時は28・2㎏しかなく、餓死寸前の状態で、この状態で、とある病院の断食道場にいたと聞き、二度びっくりしました。地方の小さな医院でも、ときどきは大学病院でもお目にかかれない症例に出会うこともあるのです。開業して20年ぐらいになりますが、私の中で初めて身震いが出たくらい驚いた事を覚えています。

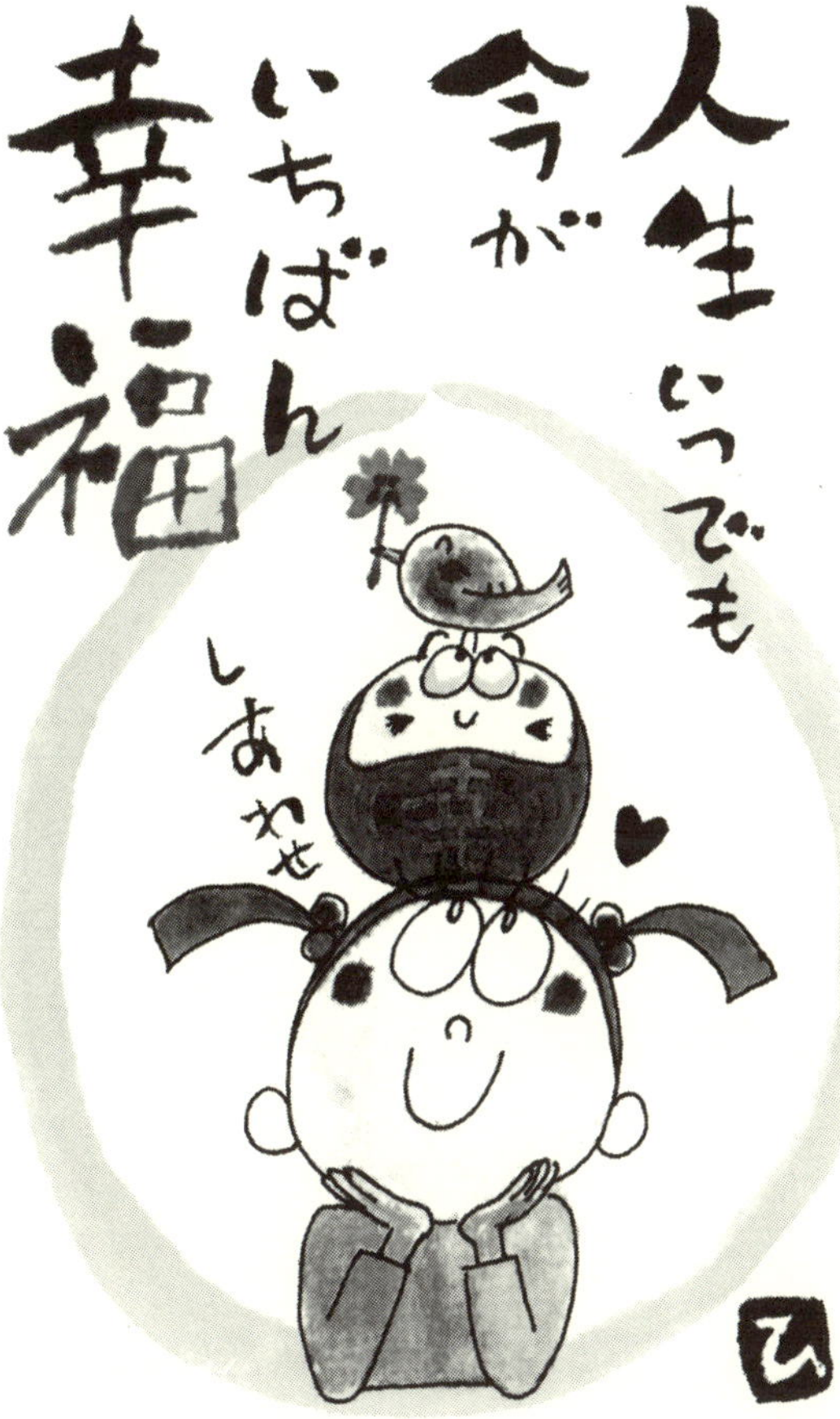
人生いつでも
今が
いちばん
幸福
しあわせ
ひ

表 3【症例その 3】(16 歳女性)

検査項目	検査結果	基準範囲	単位
蛋白分画			
ALB(ｱﾙﾌﾞﾐﾝ)	64.0	61.1-72.0	%
α 1-ｸﾞﾛﾌﾞﾘﾝ	2.1	1.8-3.3	%
α 2-ｸﾞﾛﾌﾞﾘﾝ	6.2	5.6-9.8	%
β -ｸﾞﾛﾌﾞﾘﾝ	9.3	6.4-10.4	%
γ -ｸﾞﾛﾌﾞﾘﾝ	18.4	10.0-20.8	%
A/G	1.78	1.49-2.49	
総蛋白	7.8	6.5-8.0	g/dL
白血球数	8200	4000-8500	/ μL
赤血球数	426	380-480	万 / μL
ﾍﾓｸﾞﾛﾋﾞﾝ	13.4	11.5-14.5	g/dL
ﾍﾏﾄｸﾘｯﾄ	39.2	34.0-45.0	%
血小板数	26.6	15.0-40.0	万 / μL
MCV	92	82-101	fL
MCH	31.5	26.8-34.0	pg
MCHC	34.2	30.9-36.2	%
末梢血液像			
Baso	0.2	0.0-1.6	%
Eosin	2.6	0.0-6.0	%
Neut	52.8	39.4-74.0	%
Lymph	38.6	25.0-50.0	%
Mono	5.8	0.0-9.0	%
赤血球沈降速度			
1 時間値	8	0-15	㎜
2 時間値	21		㎜
AST(GOT)	18	10-35	U/L
ALT(GPT)	11	7-42	U/L
ALP	194	110-360	U/L
総ｺﾚｽﾃﾛｰﾙ	166	130-220	mg/dL
中性脂肪	69	40-150	mg/dL
HDL-C	69	41-100	mg/dL
動脈硬化指数	1.4	4.0 以下	
K	4.6	3.5-5.0	mEq/L
血清鉄	106	43-172	μg/dL
ﾌｪﾘﾁﾝ(精密)	23	5-152	ng/mL
CRP 判定	(-)	(—)	
定量値	0.05 以下	0.40 以下	mg/dL
ﾘｳﾏﾁ因子 :RF	↑ 159	15 以下	IU/mL
血清補体価	41.4	30.0-46.0	U/mL
HBs 抗原 CLIA	(—)	(—)	
HCV 抗体(精密)	(—)	(—)	
S/CO	0.10 未満	1.00 未満	
KL-6	163	500 未満	U/mL
抗核抗体 (ANA)	↑ 陽性	40 未満	倍
Speckled	↑ 40	40 未満	倍
抗 DNA 抗体 RIA	3	6 以下	IU/mL
抗 SS-A 抗体	↑ 4 再	検出せず	倍
抗 SS-B 抗体	検出せず	検出せず	倍
抗 RNP 抗体 :F	(—)	(—)	
定量値	1.1	5.0 未満	U/mL
MMP-3	43.1	17.3-59.7	ng/mL
抗 CCP 抗体	135.0	4.5 未満	

【表3 コメント】

ヘモグロビンが13・4と正常値です。白血球の分類（末梢血液像）も申し分なく自律神経はバランスが取れています。

炎症をあらわす血沈、CRP、α1・α2–グロブリンも全く異常なく正常です。しかし、リウマチ因子、抗CCP抗体陽性のため、リウマチと診断され、最初からリウマトレックス薬を8カプセル／週、投与されています。服用すると気分不快になり、服用困難となり当院に受診されました。

持参した過去のデータからもリウマチの活動性は認めず、現時点では治療不要と説明し、3カ月ごとにフォローしましょうと説明いたしました。

炎症もなく病気も出ていないのに、リウマトレックスの最大量（8カプセル／週）を最初から投与されていたケースです。

10代の女性のため、精神的苦痛もいかばかりだったかと非常に強い憤りを感じました。

表 4【症例その 4】（57 歳女性）

検査項目	検査結果	基準範囲	単位
蛋白分画			
ALB（ｱﾙﾌﾞﾐﾝ）	56.3	61.1-72.0	%
α 1-ｸﾞﾛﾌﾞﾘﾝ	↑ 4.0	1.8-3.3	%
α 2-ｸﾞﾛﾌﾞﾘﾝ	9.6	5.6-9.8	%
β -ｸﾞﾛﾌﾞﾘﾝ	↑ 11.1	6.4-10.4	%
γ -ｸﾞﾛﾌﾞﾘﾝ	19.0	10.0-20.8	%
A/G	↓ 1.29	1.49-2.49	
総蛋白	6.5	6.5-8.0	g/dL
白血球数	5500	4000-8500	/ μL
赤血球数	↓ 378	380-480	万 / μL
ﾍﾓｸﾞﾛﾋﾞﾝ	↓ 10.8	11.5-14.5	g/dL
ﾍﾏﾄｸﾘｯﾄ	↓ 33.3	34.0-45.0	%
血小板数	31.1	15.0-40.0	万 / μL
MCV	88	82-101	fL
MCH	28.6	26.8-34.0	pg
MCHC	32.4	30.9-36.2	%
末梢血液像			
Baso	0.2	0.0-1.6	%
Eosin	0.4	0.0-6.0	%
Neut	↑ 79.1	39.4-74.0	%
Lymph	↓ 16.3	25.0-50.0	%
Mono	4.0	0.0-9.0	%
赤血球沈降速度			
1 時間値	↑ 64	0-15	㎜
2 時間値	101		㎜
AST(GOT)	↓ 9	10-35	U/L
ALT(GPT)	8	7-42	U/L
ALP	308	110-360	U/L
HDL-C	87	41-100	mg/dL
ｸﾚｱﾁﾆﾝ	0.45		
K	4.8	3.5-5.0	mEq/L
血清鉄	↓ 18	43-172	μg/dL
ﾌｪﾘﾁﾝ（精密）	45	5-152	ng/mL
血糖	↑ 136	70-110	mg/dL
CRP 判定	↑（1 ＋）	（－）	
定量値	↑ 2･42	0.40 以下	mg/dL
ﾘｳﾏﾁ因子 :RF	↑ 179	15 以下	IU/mL
血清補体価	↑ 48.5	30.0-46.0	U/mL
HBs 抗原 CLIA	（－）	（－）	
HCV 抗体（精密）	（－）	（－）	
S/CO	0.10 未満	1.00 未満	
KL-6	↑ 584	500 未満	U/mL
MMP-3	↑ 346.2	17.3-59.7	ng/mL
抗 CCP 抗体	903.1	4.5 未満	

【表4コメント】

ヘモグロビンは蛋白と鉄の集合体なので、体を合成している蛋白と酸素を運ぶ鉄の情報を伝えていて、ヘモグロビン10・8と少し低下していて、慢性疾患にかかっているように思えます。

白血球（末梢血液像）からみると交感神経がすごく優位で、眠れなかったり食べられなかったり、ストレスいっぱいで大変な状態の可能性があります。白血球数は上昇していませんでしたが、好中球値（Ｎｅｕｔ）と血糖値が高いことから、ステロイドを長期使用されているように思えました。

肝臓の方は、ＧＯＴ9、ＧＰＴ8となぜか代謝がわるく、まるで老人のような感じです。炎症はＣＲＰ（１＋）と軽度ですが、ＭＭＰ－３が３４６・２と高値で、骨はもろく壊れやすくなっている可能性があります。

リウマトレックス服用後、間質性肺炎の出現前に上昇すると言われているＫＬ－6が５００を超えています。リウマトレックスを服用しているのなら、すぐ中止すべきです。

全体的に体が弱っている状態なので、早急に治療が必要でしょう。実際、プレドニンを1錠（5）／日と、リウマトレックス5カプセル／週を約1年投与されていました。

それで効果がないためか、生物製剤のヒュミラを計8回（1回／2週）併用していました。間質性肺炎は出現していませんでした。

表 5【症例その 5】（65 歳女性）

検査項目	検査結果	基準範囲	単位
蛋白分画			
ALB（ｱﾙﾌﾞﾐﾝ）	45.8	61.1-72.0	%
α 1-ｸﾞﾛﾌﾞﾘﾝ	↑ 5.8	1.8-3.3	%
α 2-ｸﾞﾛﾌﾞﾘﾝ	↑ 14.1	5.6-9.8	%
β -ｸﾞﾛﾌﾞﾘﾝ	↑ 12.6	6.4-10.4	%
γ -ｸﾞﾛﾌﾞﾘﾝ	↑ 21.7	10.0-20.8	%
A/G	↓ 0.85	1.49-2.49	
総蛋白	7.6	6.5-8.0	g/dL
白血球数	6000	4000-8500	/ μL
赤血球数	↓ 341	380-480	万 / μL
ﾍﾓｸﾞﾛﾋﾞﾝ	↓ 9.6	11.5-14.5	g/dL
ﾍﾏﾄｸﾘｯﾄ	↓ 31.4	34.0-45.0	%
血小板数	27.2	15.0-40.0	万 / μL
MCV	92	82-101	fL
MCH	28.2	26.8-34.0	pg
MCHC	↓ 30.6	30.9-36.2	%
末梢血液像・機械法			
Baso	0.8	0.0-1.6	%
Eosin	1.7	0.0-6.0	%
Neut	71.8	39.4-74.0	%
Lymph	↓ 18.9	25.0-50.0	%
Mono	6.8	0.0-9.0	%
赤血球沈降速度			
1 時間値	↑ 132	0-15	㎜
2 時間値	137		㎜
AST(GOT)	16	10-35	U/L
ALT(GPT)	10	7-42	U/L
ALP	285	110-360	U/L
HDL-C	48	41-100	mg/dL
ｸﾚｱﾁﾆﾝ	0.54	0.45-0.80	mg/dl
K	4.7	3.5-5.0	mEq/L
血清鉄	↓ 16	43-172	μg/dL
ﾌｪﾘﾁﾝ (精密)	↑ 372	5-152	ng/mL
HbA1c:NGSP	6.0	4.6-6.2	%
血糖	70	前 70-110	mg/dL
CRP 判定	↑ (6+)	(－)	
定量値	↑ 13.58	0.40 以下	mg/dL
ﾘｳﾏﾁ因子 :RF	↑ 2261	15 以下	IU/mL
血清補体価	37.2	30.0-46.0	U/mL
HBs 抗原 CLIA	(－)	(－)	
HCV 抗体 (精密)	(－)	(－)	
S/CO	0.10 未満	1.00 未満	
抗核抗体 (ANA)	↑ 陽性	40 未満	倍
Homogene	↑ 40	40 未満	倍
抗 CCP 抗体	↑ 320.8	4.5 未満	U/mL
T-SPOT,TB			
: 判定	陰性	陰性	
: ESAT-6	0	ｽﾎﾟｯﾄ	
: CFP-10	0	ｽﾎﾟｯﾄ	
MMP-3	↑ 493.9	17.3-59.7	ng/mL

【表5 コメント】

ヘモグロビンが9・6と低値で全身状態が良くないことを表しています。MCV92、MCHC30・6より貧血は鉄欠乏と加齢が加わったタイプです。アルブミンが3・5（総蛋白7・6にアルブミン45・8％を掛けた値）と非常に低く、すべての代謝障害が起きていることが予想されます。白血球の分類（末梢血液像）によって交感神経優位な状態で、食べることも寝ることもままならない上に痛くてたまらない状態と思われます。

GOT、GPTの値より、代謝が落ちていて低体温で運動不足の状態でしょう。

血沈132㎜／60分、CRP（6＋）より、炎症がもっとも激しく、関節の破壊の程度（MMP―3）も493・9と上昇しています（正常値は60以下）。

自己免疫疾患をあらわす高γ―グロブリン血症、抗核抗体を認め、さらにリウマチをあらわすリウマチ因子、抗CCP抗体の強陽性がみてとれます。

リウマチの活動性が高く、痛みも強く、鉄の利用障害（炎症のため）もあり、日常生活が困難となっているでしょう。

ALPが正常なので骨まで影響していなく、クレアチニン0・54と正常で、筋力もまだ落ちていない状態で、早急に炎症を止める治療を開始すべきです。

◉

篠原　ヘモグロビン値がちゃんとあっても、フェリチンや血清鉄が低レベルだと、潜在性鉄欠乏状態で、「体が動きにくい」「疲れやすい」「寒がりで活力が出にくい」といった、貧血と全く同じ症状になりやすいのです。リウマチの検査値がよくなっていると医師に言われても、本人は動きにくかったり疲れやすかったりして、よくなっていると思えない……というのは、ここが引っかかっている可能性があるのです。

新薬で、CRPが0・05以下になると、細胞内のアルブミンが一気に増えます。その後血清鉄も上昇し、鉄の利用障害のロックが解除されます。すると、皆ウソみたいにピタッと痛みが止まり、腫れや炎症がおさまります。これまでの常識では考えられないことですが、実際に見てきたことです。半信半疑の人も、「まず2～3ヵ月、新薬を試してみてください」、と言いたいのです。

隠れている問題――誰も取り上げない「筋力の衰え」

篠原　私はリウマチの患者さんを三十数年間見続けてきましたが、「足腰の強い人」で、かつ「血中の鉄分が多い人」がリウマチにかかる症例を見たことは、皆無です。

このことから次のことが考えられます。

「足腰が弱り、筋力が低下していると、関節痛が起こりやすく、治りにくい」

「女性は月経によって貧血になりやすい。貧血は細胞内の酸欠、血中の栄養不足、低体温や免疫力の低下を招き、病気の発症につながりやすく、回復も遅れがちになる」

筋力が落ちていると、関節どうしがぶつかって痛みが生じ、絶えず痛いと生活も困難になり、体を動かす機会がますます減っていきます。

また、「抗CCP抗体」の陽性などによって、いったんリウマチの診断が下されると、まだ痛みがない場合でも、体を動かさず、じっとしていることが多くなります。そうなると筋力の低下が急速にすすみます。

またそのほかにも、薬が効いてリウマチの数値がよくなっても(CRPがマイナスになっても)、関節周辺の筋力がついていないために痛みが残り、「関節が痛いから、まだリウマチがよくなっていない」と思いこんでしまうケースもあります。新薬で炎症が止まっても、周りの組織が修復するのに2~3ヵ月かかるのです。その間、筋肉が修復されるまで少しずつ動かすなどして待つ必要があります。

他の病院では、こんなとき、患者さんの「先生、まだ痛いんです」という訴えに対して、「じゃあ、次は別の薬を使ってみましょうか」という繰り返しになるケースもあり、よくなるどころかどんどん元気がなくなっていくという症例は、じつは少なくありません。

リウマチがやっかいで治らない病気とされてきた背景には、このような筋力低下の悪循環の問題も見逃せないのです。

検査値からは、すでにリウマチの炎症はなくなっているので、患者さんには、出来るだけ上手に足腰を動かして筋力をつけていただくように指導します。3～4カ月経つと、痛みが消失し、元気になっているケースが大多数です。

――貧血にならないように注意することと、適度に運動して筋力を衰えさせないことは、リウマチ発症予防のためには、とても大切なポイントなんですね。

新薬を用いる際の注意点

篠原　私のところには、「これまで、あちこちの病院に行きましたが……」と、過去のデータを持参される患者さんが少なくありません。東京の大きな病院からも患者さんが来ます。

一般にリウマチは「治らなくても仕方がない病気」という認識が医師自身にもあり、決められた治療法に沿って投薬しても患者さんがよくならず、つらさを訴えられても「リウマチ治療はうまくいかなくても当たり前」と思われてしまっているふしがあるように思います。

◉

また、大病院であるがゆえの特質も考慮しなければなりません。たとえば、大学病院はシステム化されているうえに、比較的若い医師が多いため、経験や勘どころといったものより、どうしてもマニュアルが優先されがちになることや、たくさんの患者さんひとりひとりに1時間もかかる点滴ができるだけのスペースがないという問題もあるでしょう。

そのほかにも患者さんの中には、整形外科に行ってリウマチの診断を下される方がいらっしゃるのですが、リウマチはそもそも内科の病気です。

整形外科にかかっておられた患者さんのほとんどは、今までの検査データを持っていません。3カ月や半年や1年に1回ぐらいの検査で項目も少なく、副作用も調べず、説明があまりされたことがないとよく聞きます。

また日本では、リウマチと膠原病は別の疾患だと思われていますが、欧米では、膠原病を「リウマチ性疾患」と言います。膠原病の中で一番多いのがリウマチなのです。

この5年間、新薬に絞った診療に注力してきましたが、先にも申しましたように、たいへん良い結果が出ているため、リウマチで苦しんでいる患者さんすべてに、この事実を知っていただきたいと心底思っています。

ただし、新薬を使うに当たっては、よく理解し、守っていただきたいことがあります。

まず、他の抗リウマチ薬やステロイドと併用すると、思ったような効果が出ないばかりでなく、副作用のリスクも高まるので、かならず単独での使用をお願いしています。ここは、絶対に守っていただきたいポイントです。

ただし長期ステロイドを服用している方は、ステロイドを減量しながら中止してゆくために、数カ月は併用することが必要になります。

◉

——患者さんたちの痛み、苦しみをまじかに感じ、なんとかしてたすけてあげたいと誠意を尽くして取り組まれてこられた医師としての姿勢、そして新薬の効き目には、確かに目を見張るものがありますね。もっと多くの人たちがこのことを知り、取りいれてほしいと心から思います。ただ、これだけすごい薬なら、もっと騒がれ、医師や患者さんたちにあっという間に広まってもよさそうなものですが……。

それに新薬は日本全国どこでも処方をお願いできるはずなのに、岡山県の篠原先生のところに、どうして全国から患者さんが集まるのでしょうか？

篠原　先にも触れましたが、リウマチの治療を開始するときには、「いま現在、炎症があるかどうか」が何より大切なのです。そこをきちんと診ることができること、そして、新薬を正しく使うことができること、その二つのポイントをきちんと押さえて治療ができるかどうかが決め手なのです。

日本で一番新薬を使っているところが私のクリニックなのです。と同時に、副作用が一番少ないのも私のクリニックだそうです。何かあればすぐに報告し、何もなくても一週間ごとに体調表を送っていただくか電話をしていただくようにしており、異変には十分注意を払っています。

当院の症例を知っていただき、新薬が安心・安全であることをご理解いただければ、他の治療法で成果があまり出ていない患者さんにとって、大きな朗報だと思うのです。

患者さんには、今かかっている医師に、「私の病気はよくなりますか？」とぜひ質問してみてほしいと思います。「リウマチは治る病気じゃありません。一生つきあっていく病気です」と言われたら、考えものです。私なら、「すごくよくなりますよ。人生が変わるかも」と言います。「先生ウソ言ったじゃない」と怒られたことはありません。

これまで30年間リウマチ治療に携わってきた私が、これまでになかったような成果を上げている新薬については、たくさんのことが勉強できたので、これからも、また新しい患者さんたちにも、**「ぼくに治療させてくれませんか」**と言いたいのです。

苦しんでいる患者さんはもちろんのこと、日々リウマチ患者さんと向き合っている医師の皆さんにも、出来れば私の経験した新薬の実績について知っていただきたい。

たくさんの人の役に立ちたいのです。

◉

――そのような中にあって、このような事実をお知らせしようとされている先生のお気持ちに、ありがたい思いでいっぱいになりますね。

月刊『ザ・フナイ』の編集長時代から篠原先生を存じ上げている私にとって、先生は真摯そのもの、患者さんの苦しみを想うお気持ちには頭が下がります。

篠原　私が月刊誌『ザ・フナイ』に、リウマチのことを書かせてもらったのは、２００８年６月号でした。「これでいいのか リウマチ医療」というタイトルで、危険な薬剤を含む多剤併用が、人の生命力・自然治癒力をかえって妨げているのではないかという問題提起をさせていただきました。

私が現在、驚きをもって使っている新薬は、じつは、この記事を書いたあと、２０１０年から使い出しました。

――先生の実際の臨床例で寛解率が限りなく１００パーセントに近いという新薬は、いったいどんな薬なのか、概略を教えていただけますか？

篠原　新薬はそもそも、１９９７年から６年間大阪大学の総長を務めた岸本忠光《きしもとただみつ》先生が発見されたインターロイキン6（IL―6）がもとになっています。

岸本先生は、IL―6とその受容体、シグナル伝達、病気との関連における一連の研究によって、朝日賞、恩賜賞及び日本学士院賞などの受賞をはじめ、米国科学アカデミーやドイツ科学アカデミーの会員に推挙されたり、ドイツコッホ財団のロベルト・コッホゴールドメダルやスウェーデン王立科学アカデミーのクラフォード賞受賞など、国内外で数々の栄誉を受けられています。２０１１年には、「インターロイキン6の発見から疾患治療への応用」への貢献に対し、平野俊夫先生とともに「日本国際賞」も授与されました。

拙著『リウマチが治った』を進呈した時、「私の研究が多くの人を病苦から救うことに貢献していることを知り感激しています。私は最初からリウマトレックスは必要ないと思っていました。TNF阻害剤とはメカニズムが違います。何故効果を発揮するのか、何故こんな病気になるのか、まだまだやることは尽きません」とお便りをいただいたのが印象的です。

こうして新薬は、リウマチの薬としては唯一日本（中外製薬）でうまれたもので、関節リウマチに対しては２００８年4月から使用が承認されました。バイオテクノロジーによる生物産生物質を利用した生物学的製剤です。

リウマチの炎症を引き起こすインターロイキン6（IL―6）というタンパク質の作用を阻害する世界初の薬剤で、早期寛解、寛解の持続、関節の変形・破壊の抑制など有効性が高く、安全性も高いことが年々評価されてきています。

国内ではすでに一万人を超える患者さんに投与され、ヨーロッパやアメリカでも五～六年前から使用が始まり、現在90ヵ国で使われています。

また、リウマチの炎症を示すCRP値が高いと、体内に活力をもたらすアルブミンというタンパク質が肝臓で生成されなくなってしまい、血清鉄も減少し、徐々に全身が消耗していく悪循環に陥りますが、新薬によってリウマチの炎症が抑制されると、リウマチの症状が出なくなるばかりか、連鎖反応的にアルブミンや血清鉄も増加するため、活力が生まれ、低体温など諸病の根源となる状態も、同時に改善させることができるのです。


――新薬での治療は、開始後どのくらいで症状が出なくなってくるのでしょうか？


篠原　私が診た患者さんの場合、早い人で点滴を開始した翌日に3人、また長くかかった人でも3ヵ月以内には、寛解します。

寛解が起こると、将来に不安がない。痛みそのものがなくなり、元気で積極的思考になり、行動的で、まったく人生が一変する人が多いのです。

新薬は、リウマチを原因から根治させるというよりも、症状を寛解させる（症状を消失させる）

薬ですので、経過を見守りながら投与を継続する必要があるとされています。

――先生の患者さんの中には、妊娠・出産適齢期とでも呼べる女性の方々もいらっしゃいますが、出産を希望する場合、新薬とのおつき合いはどうなりますか？

篠原　通常、妊娠するとリウマチの活動性は消失します。胎児を守るため母体が自分の体を攻撃しない何らかのシステムが発動するからと考えられています。リウマチの活動性が消失していることから、妊娠中の方に私は新薬をはじめとする一切の薬剤を処方していません。処方する必要性を感じたことはないというのが正直なところです。

私の場合、妊娠を希望する女性には、その2カ月前から安全のために新薬を中止していただいています。出産後リウマチが再燃した時には再び新薬を処方します。新薬は停止期間を置いても効き目に全く問題がないこともわかっています。

ちなみに世間一般では、妊娠中、リウマチの活動性がなくてもステロイド（プレドニンなど）を処方するケースがほとんどです。一応安全性は認められているものの、リウマチの活動性がないところに、あえてステロイドを処方するというのは、間違っています。あまりにも安易にステロイドが使用され過ぎています。

◉

妊娠出産に関係なく、当院に来られてステロイドを服用されていた患者さんは全員、新薬治療開始後は、3～4カ月前後で離脱できます。

――先生のお話を伺うと、リウマチでも結婚や出産もふつうに望んでよいのだと、私も一女性として非常にうれしく思います。

篠原　話は変わりますが、血液検査で抗CCP抗体のみが陽性で高いというだけで、早期治療を促す医師がいますが、将来にリウマチを発症する可能性があるとしても、今リウマチの炎症が起こっていない患者さんに私なら、早期治療と称して新薬を使用することは断じてありません。

一方、明らかにリウマチであると認められたときには、新薬治療を開始します。ただし、従来の抗リウマチ剤を3ヶ月以上服用し、効果がない場合のみ保険適応します。

ただし、①一度もリウマチ治療を受けたことがない方は、アクテムラ治療ができないため、従来の抗リウマチ薬を使うことが必要になります。

②当院ではリウマトレックスを3カプセルから投与することが多く、5名の方は1ヶ月で寛解し、現在も継続中です。

今後の展望

――以前、先生から、分子栄養学の大切さを伺いました。血液検査の結果を見るだけで、正常値かどうかという以上の、体内での変化や推移を解説いただいた記憶が鮮明に残っています。

篠原　私はたまたま自分自身の必要性から「分子栄養学」を少し学びました。このことが、数ある検査値の、真に意味するところを明白に理解する大きな助けになっています。

そのきっかけを与えてくださった金子雅俊先生には深く感謝しています。

血液検査の値から何が読み取れるのか、患者さんの体内で何が起こっているのかを正しく把握することが、適切な処置につながります。

「リウマチはもはや難病ではなくなった」「リウマチを治すために病院から病院へ、薬から薬へとさまよう時代は終わった」と強く感じています。

以前はリウマチがよくなった人を見たことがなかったので、リウマチがよくなることについて懐疑的だった時期もありますが、現在は違います。

◉

「リウマチは確実に治っていく」

この事実をなんとしても、お伝えしたいと思っているのです。

第2章【ミニ解説】リウマチ診断について

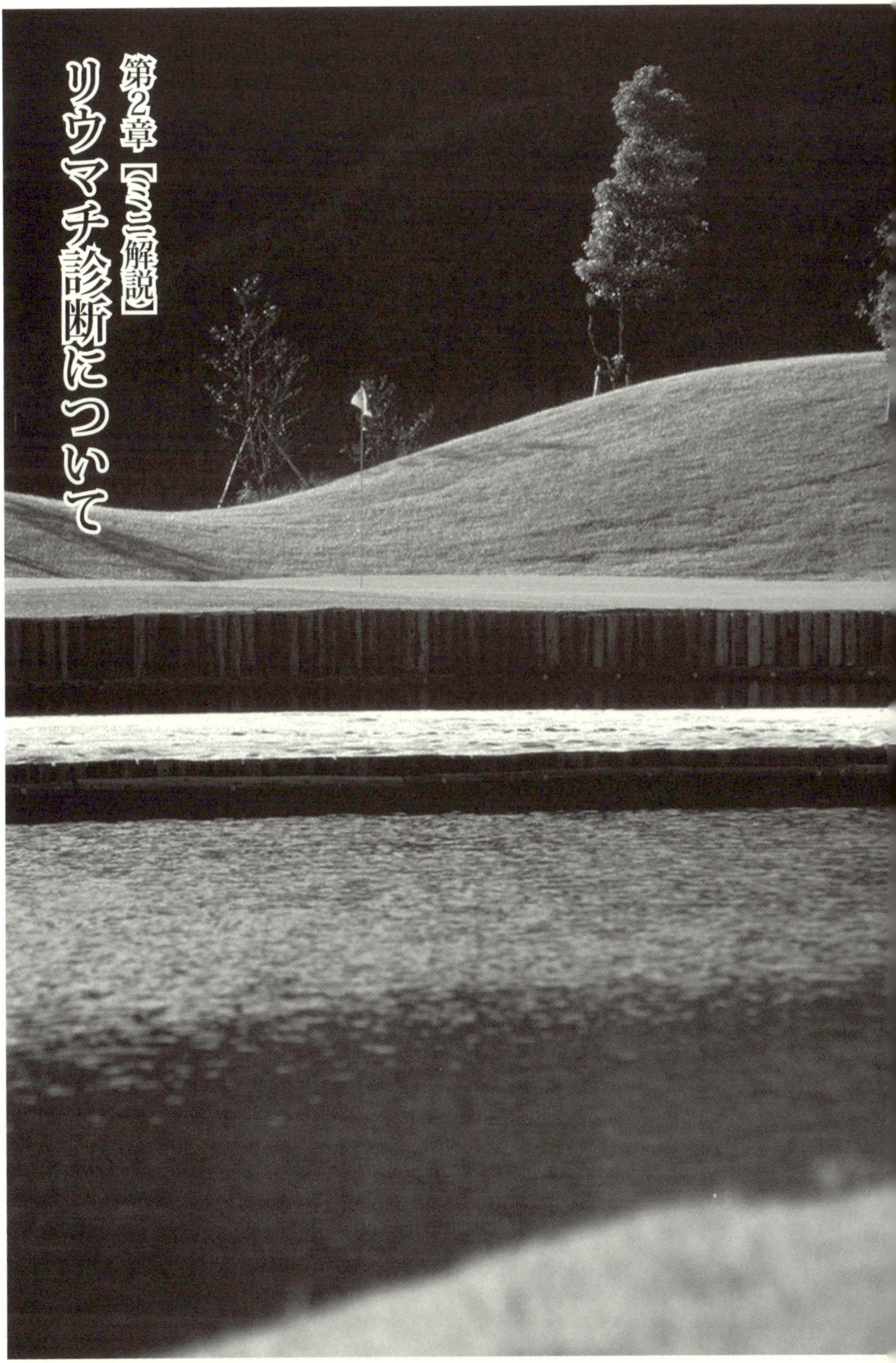

リウマチ診断の主要な検査項目

リウマチ診断には、診断の基準があります。一つはご本人の痛みなどの訴え、もう一つが血液検査の結果です。

リウマチ診断の血液検査で主要なものには、つぎのものがあります。

【CRP】とは、C反応性蛋白のことで、体内で炎症反応や組織の破壊が起きていると血中に現れるタンパク質です。血液検査でしらべて数値が高いと、体のなかでなんらかの炎症が起こっているサインです。

【MMP―3】とは、主に関節を覆う関節滑膜表層の細胞から産生される、関節軟骨を分解・破壊する蛋白分解酵素のことです。この数値が高いと、関節破壊が起こっているサインです。リウマチばかりではなく感染症でも高まるので、リウマチではないこともあります。

【ヘモグロビン】とは、ヘムという色素とグロビンというタンパク質からできている血色素で、体内で酸素と二酸化炭素を運んだり交換したりする血液中でもっとも重要なものです。私は、ヘモグロビンは生命力だと考えています。この数値が高い場合は、他に問題があっても心配は少ないです

新ＲＡ分類基準

腫脹または圧痛関節痛	
１個の中〜大関節	0
2〜10 個の中〜大関節	1
１〜３個の小関節（＊１）	2
4〜10 個の小関節（＊１）	3
11 関節以上（少なくとも１つは小関節）（＊１）	5
血清学的検査（0〜3 点）	
RF も抗 CCP 抗体も陰性	0
RF か抗 CCP 抗体のいずれかが低値の陽性（＊２）	2
RF か抗 CCP 抗体のいずれかが高値の陽性（＊３）	3
滑膜炎の期間（0〜1 点）	
6 週間未満	0
6 週間以上	1
急性期反応（0〜1 点）	
CRP も ESR も正常値	0
CRP も ESR も異常値	1

スコアー６点以上ならばＲＡと分類される

＊１　MCP PIP MTP2-5 1ST IP 手首含む
肩 肘 膝 股関節 足首含む
DIP 1ST CMC 1STMTP は除外

＊２　低値の陽性：基準値上限より大きく上限の３倍以内の値

＊３　高値の陽性：基準値の３倍より大きい値

◉

が、数値が少ない場合には病状が深刻となります。

【リウマトイド因子（RF）】とは、自己抗体（タンパク質）の一種で、関節リウマチや膠原病などでみられます。陽性である場合には、関節リウマチの可能性がありますが、リウマチ診断では他の検査とあわせて行う必要があるもので、陽性だからといってリウマチとは限りません。

【抗CCP抗体】は、リウマトイド因子と同様に自己抗体のひとつで、リウマチ診断の一つの指標です。この抗体が陽性であるだけでは、リウマチとは言えません。しかし最近、抗CCP抗体が陽性であるとリウマチになる可能性が高いというデータを示し、早期治療を促す医療機関が現われました。が、この自己抗体が陽性というだけで早期治療はするべきではありません。

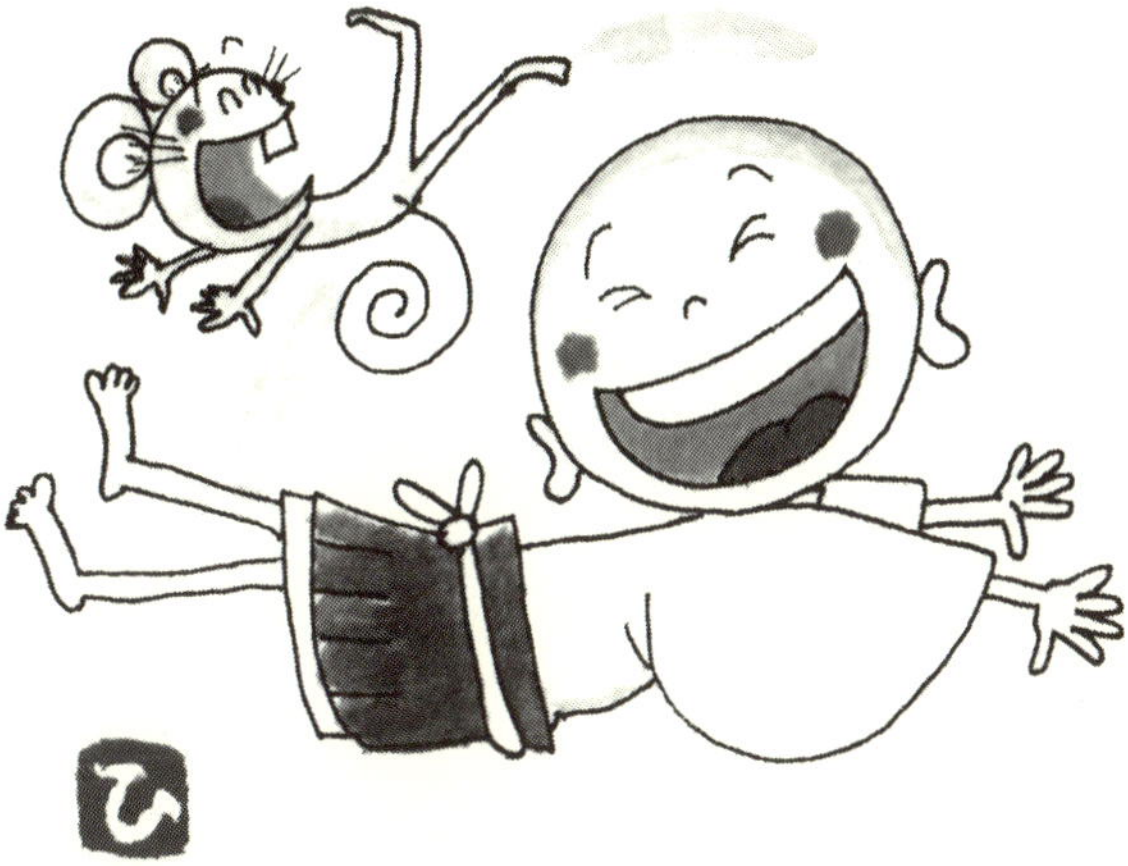

人生
楽しんでいる
暇しか
ありません。

第3章【患者さんのアンケートから】

ここまで治った『私たちのわくわくライフ』

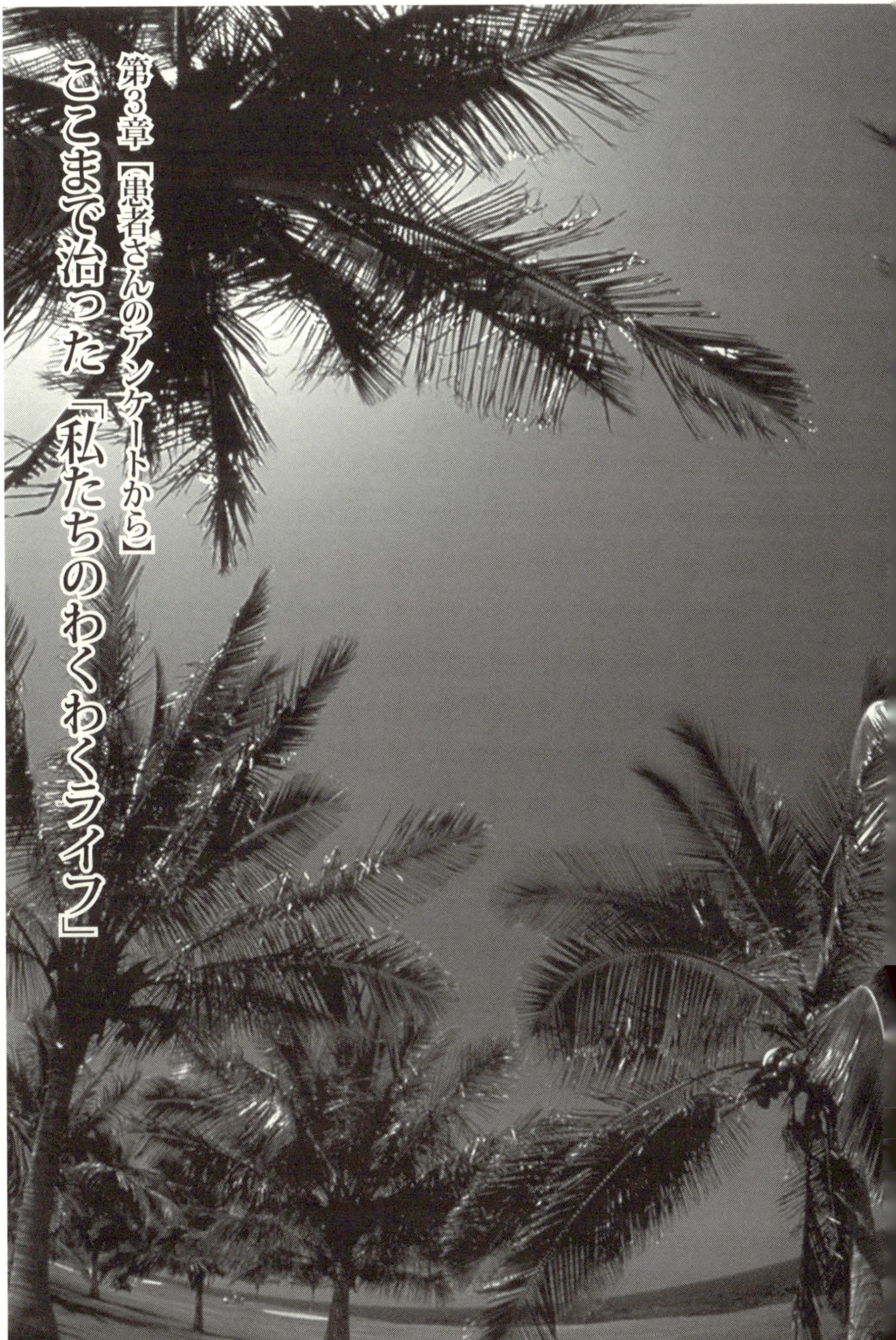

● 『リウマチが治った』（2013年4月 知玄舎刊）に出ていた患者さんのその後

◎JAさん（岡山県75歳 発症後4年）

＊写真――私は篠原先生の前著『リウマチが治った』に、新薬の治療前と治療後の状態を詳しく綴ったメモ書きを載せさせていただきました。いまでは毎日、太極拳で体力づくり。趣味のゴルフにも行くのが楽しみです。

◎MAさん（岡山県37歳 発症後16年）

以前の病院では通院していたにもかかわらず症状が悪くなり、先生に対して信頼が持てず、さらに強い薬を飲むよう勧められたため、わいわいクリニックを受診しました。丁寧に説明してくださるし、看護師さんや受付の方々も親切で話しやすいです。新薬治療2回目くらいから、どんどん痛みがなくなっていくことに驚きました。車の運転や乗り降りが自由にでき、歩く速さが増し、走ることもできるようになりました。

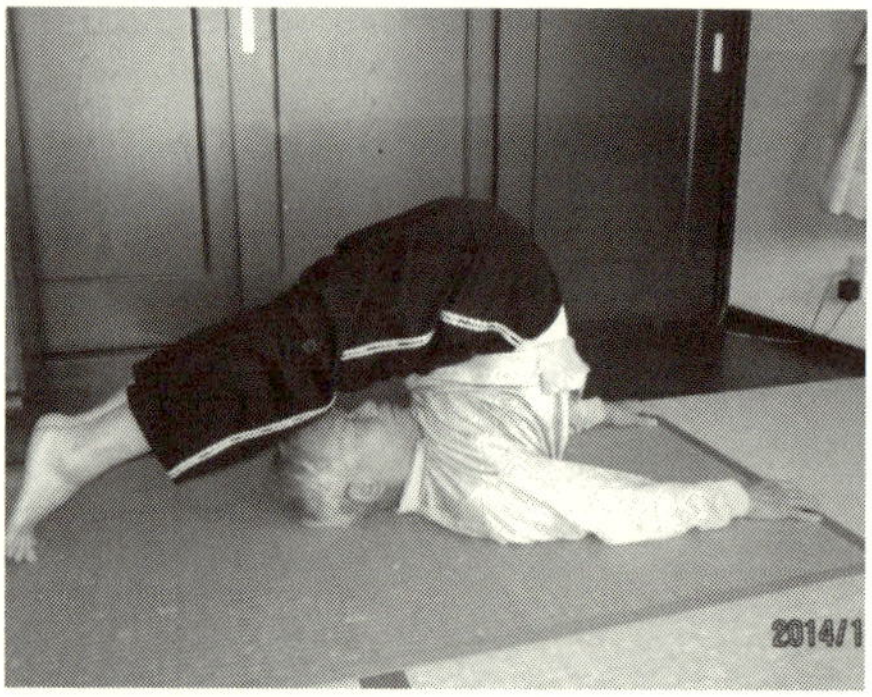

＊写真――バイクの後ろに乗ってツーリングを楽しんできました。近々結婚することになり、出産するまでは新薬を中止するように先生から言われていますが、出産後は治療を再開するつもりです。

◎YIさん（**岡山県73歳 発症後28年**）

＊写真――私は篠原先生の前著『リウマチが治った』に、リウマチになってからの体験談をたくさん書かせていただきました。新薬を始めて劇的に改善した後、今も先生のところで続けていますが、ほら、膝を曲げても痛くありません。今までのつらかった日々がウソのようです。

◎SOさん（**岡山県76歳 発症後13年**）

友人の紹介で篠原先生の本を読み、薬主義でないと感じ受診しました。新薬は3回目くらいから効果

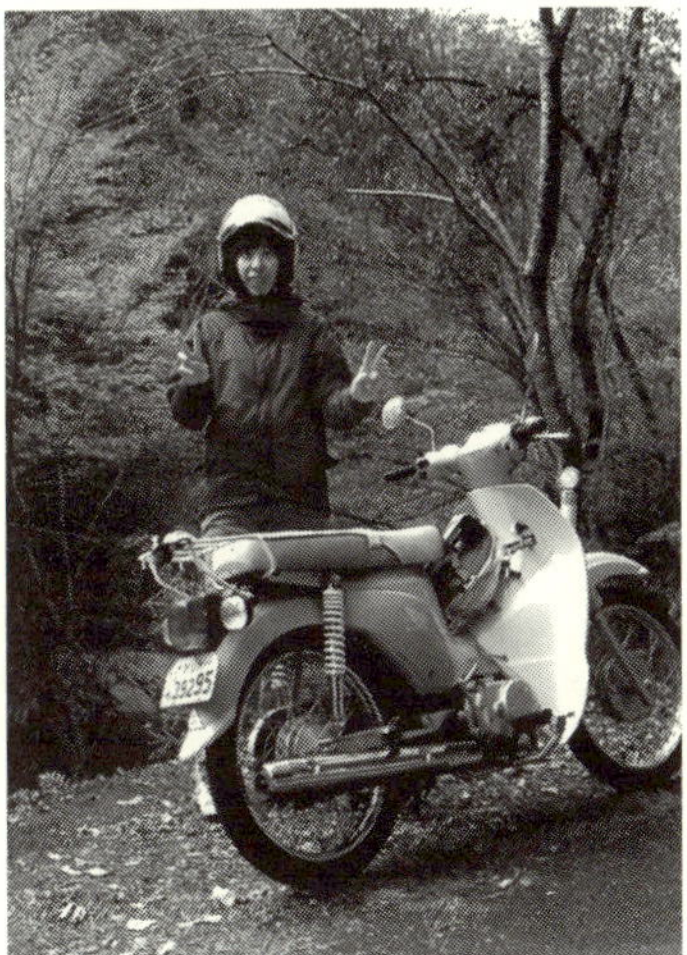

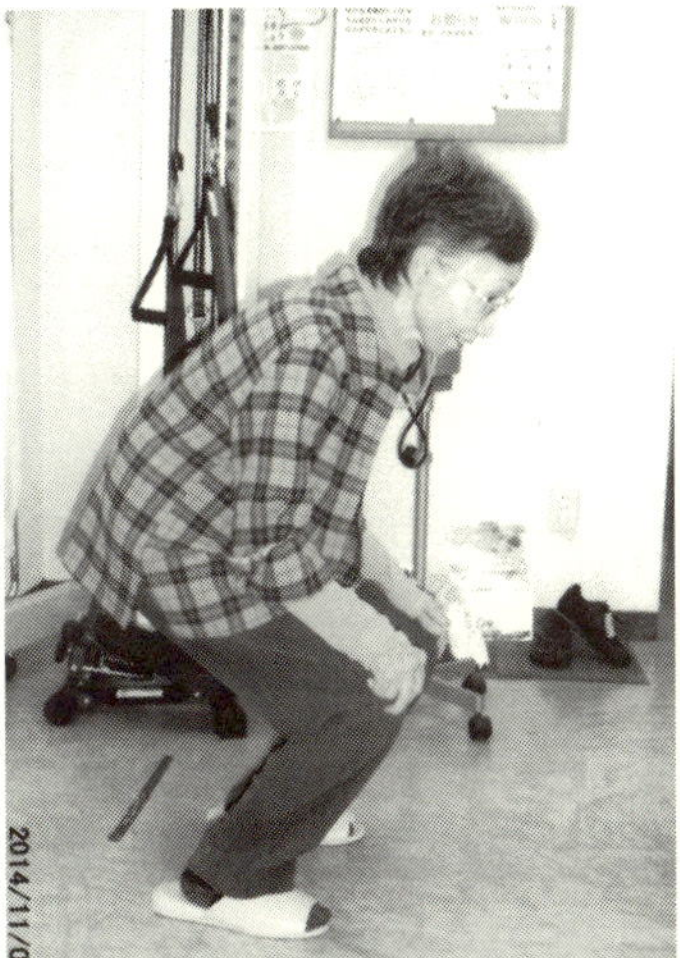

を感じ、今は手首に力が入り、包丁が自由に使え、皆からは「若返った」と言われます。

＊写真――ノルディックウォーキングも、なかなか〝さま〟になってきました。

◎ＳＯさん（岡山県75歳 発症後5年）

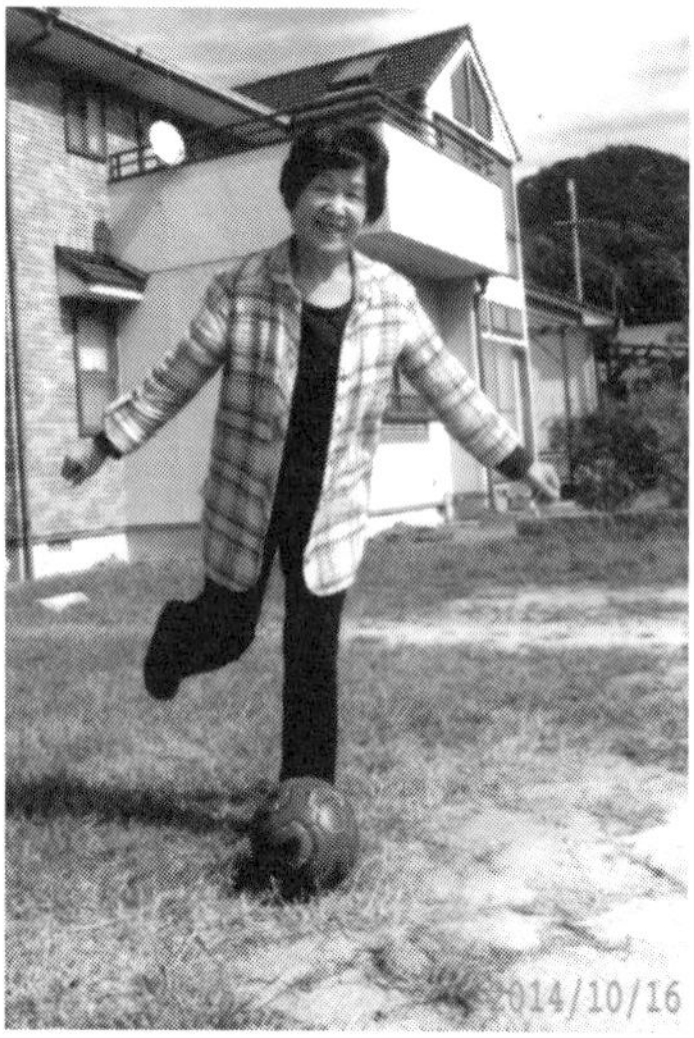

私はリウマチと診断され、一生薬と付き合い、将来は一生寝たきりになって家族に迷惑をかけるのかと不安に思っていました。何年か通院していると「新薬」というリウマチに効く凄い点滴があると聞き、最初は不安でしたが、思い切って試してみようと決心しました。今では簡単な注射になり時間も短くてすみ、ウソのように体調もよく、好きな手芸や旅行も楽しめています。注射をしていなければ今頃は寝たっきりになって暗い人生を送っているのではないか……と思います。近所の方からも、「元気な時と

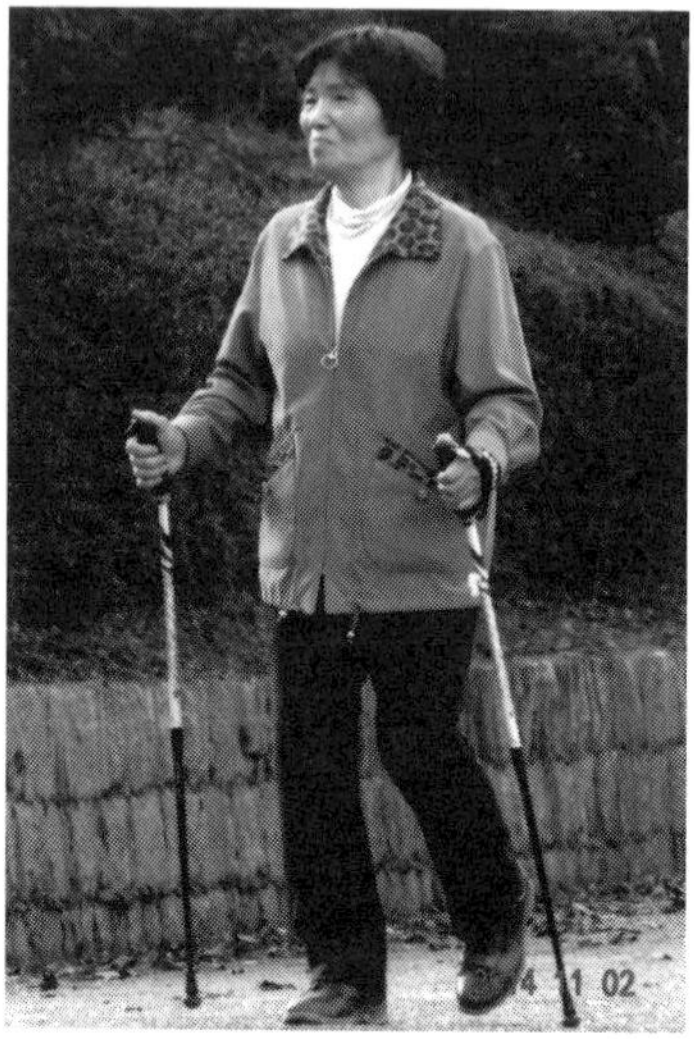

全然変わらないね」と言われます。先生はお話もしやすく説明もわかりやすく、病院が苦手だった私が進んで来院できます。

＊写真――片足立ちも楽々できます。体が軽く、サッカーボールにキック!!

◎ＫＯさん（島根県61歳 発症後21年）

過去に一度、篠原先生に診ていただきましたが、同じ薬なら松江でも処方していただけるとやめてしまいました。それから人生転落の始まりで、よくなるどころかどんどん悪くなっていき、寝たきりになっていきました。最後の最後にラジオで先生の声を聴き、思い出しました。新薬1回目を受けて1週間以内に痛みが和らぎびっくりしました。心が穏やかになり、リハビリもできるようになり、寝たきりの状態から行動範囲が日本国内に広がり、周りの人たちから只々びっくりされます。次々友人が再び訪ねてくれるようになりました。病院、薬を選ぶのではなく、お医者様を選ぶことが一番大事!!

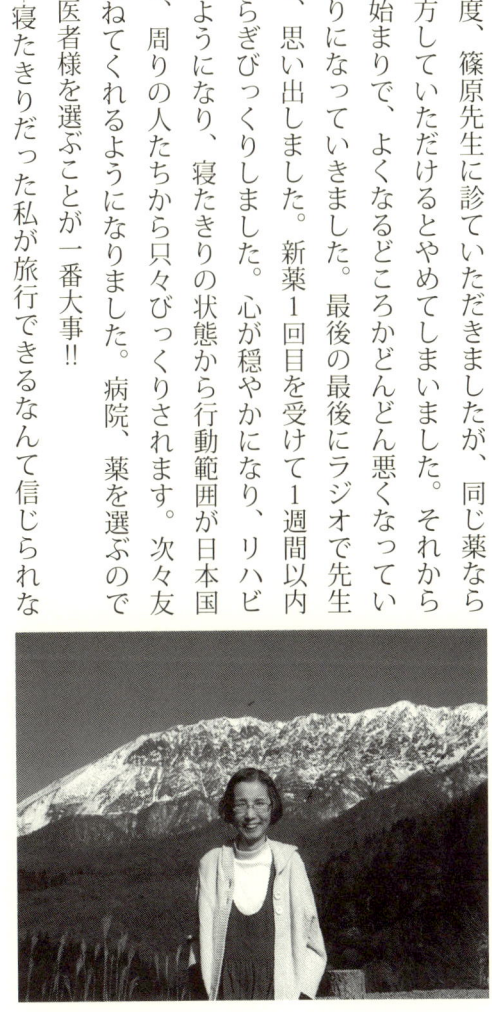

＊写真――寝たきりだった私が旅行できるなんて信じられな

い。今は夫と二人で日々を楽しんでいます。

◎HKさん（和歌山県77歳 発症後11年）

両手首に痛みが出たのが平成16年4月のことでした。近所の医師から「リウマチ」と診断を受け、痛みに悩んでいたところ、篠原先生のことを知り、初めて受診したのが平成19年2月でした。炎症反応、リウマチ反応とともに、貧血、低アルブミン血症もあるということで治療していただきました。

山歩きもできるほど回復したので、自主的に治療と通院を中止していました。ところが、平成24年6月、激しいリウマチの症状があらわれ、リウマチを再発してしまったのです。同年8月に篠原先生を再度訪れた時、私は両膝の自由が利かず、車イス生活で一人で立つことすらできず、息子に介助してもらうほどでした。仕事もできず、つらい気持ちを話したところ、篠原先生は、「新しい治療をしてみましょう」と新薬について詳しく説明してくださいました。先生のことを信頼していたので、副作用は気にせず、治療に踏み切りました。治療後2週間で痛

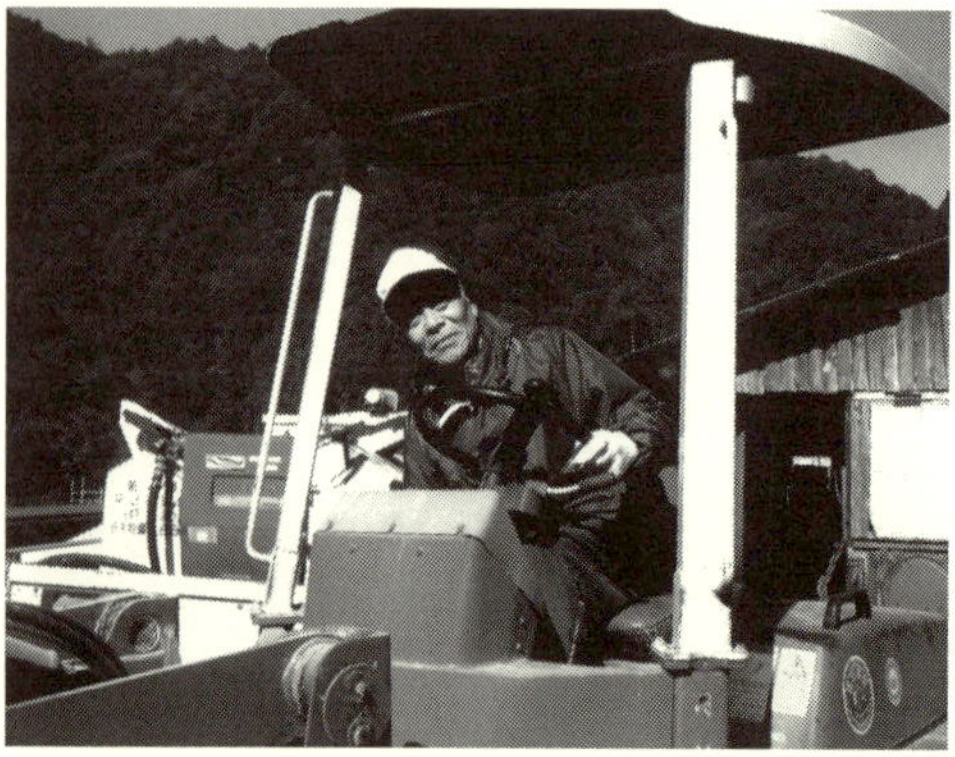

み は和らぎ、すぐに改善効果が見られました。自立歩行もできるようになり、あきらめていたゴルフまで楽しめています。ふりかえると、車イス生活だったことが、うそのようです。現在も治療を続けています。痛みもなく絶好調です。県外のため通院距離はありますが、気持ちが前向きになったため、ドライブ感覚で通えています。

リウマチの痛みに苦しんでいる人たちに「リウマチはよくなる！」と言いたいです。

＊写真――現役バリバリ。重機の操作も軽々。

◎ＭＳさん（愛媛県 57歳 発症後４年）

私は愛媛県松山から3週間に1度新薬の皮下注射に通っています。「なんとなく体調が悪いなぁ」と感じ始めたのが、２０１１年の春。それでも身体の声に耳を傾けず、資格習得のため無理を重ね、試験が終わった秋にはあちこちが痛み、病院に行ってもはっきりせず、「リウマチ」と診断がついたのは２０１２年3月でした。

もうその頃には起きていられない、あちこち痛い、ご飯も食べたくない、眠ることができない、友達から教えてもらった東京の漢方のお店に行くときには杖をついて空港では車イスのお世話になるほど歩けなくなっていました。処方されたリウマトレックスが身体に合わず、病状がとても早く進み、私を見た友達のびっくりした顔が忘れられません。この頃のことを思い出すと胸がきゅんとなり涙が出そうになります。つらい毎日に「元気になったらこれをしたい」といっぱい書いたノートを今見ては、「これもできるようになった」「旅行もいっぱい行けた」……と、すべて今はできるようになりました。

わいわいクリニックは、何かリウマチのことで情報がないか？とネットで検索していて、「リウマチ感謝！」こと渡邊千春さんのブログを見つけて電話カウンセリングを受け、その時に「わいわいクリニックの篠原先生のセカンドオピニオンを受けてみたらどうか」と教えていただきました。

その頃の私は寝たり起きたり、ほとんど横になっていないとしんどくてつらい日々でしたが、直感的に「行ってみよう」と思い、すぐ電話をして予約を入れました。その後、本当に今のこの身体の状態で岡山まで行けるのか不安で仕方ありませんでしたが、娘に付き添ってもらい、ホテルで一泊して、その後また何度か娘や主人に付き添ってもらい、伺うことができました。

一度はクリニックから帰って疲れで39度も熱が出た時もありましたが、松山でかかっていた病院をやめ、篠原先生にお任せしようと決め、新薬を始める際にも、いただいた冊子を見てドキドキ不安で迷いましたが、「今はこれしかない」と思い、先生もやってみてダメならやめたらいいからと言われ、すごく心配症の私が「先生なら信頼できる」と思い、思いきって決断した次第です。

結果……私の決断はよかったですね。２週間後の血液検査の日、高速バスの停留所の階段を降りるとき、いつもそろりそろりと足を引きずりながら降りていましたが、このときは「うそ〜!!」というくらい普通に歩け、感動でした。

それからは日ごとに私の身体がまるで魔法にでもかかったようにどんどん元気になってゆき、気持ちも明るく、外出したりジムも再開して、大好きなバレエもできるようになりました。その姿を見て家族は奇跡だと驚き、友達もまわりの人も目を丸くして「すごい」と言います。心配をかけた母や妹は、私の姿を見て「よかったね」と涙ぐみます。

篠原先生やいつも励ましてくださった優しいスタッフの皆さん、家族、友達、まわりの人たちに支えられ、励ましていただきました。本当に感謝、感謝です。

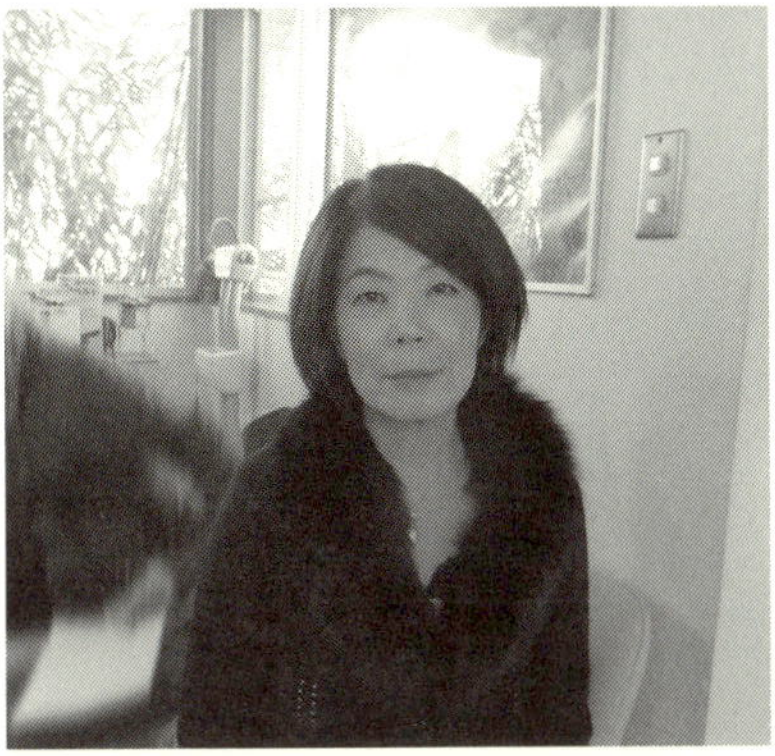

私のまわりにもリウマチの人が何人かいます。病気の症状も状態もいろいろ違います。リウマチという病気のイメージも暗く難病で不治の病と世間では思われていますが、きっとリウマチは治る！と思います。食事に気をつけ、身体を温め、何よりいつも明るく自分の身体の声に耳を傾ける……。
時々またあのつらかった時に返ったらと不安になるときもありますが、恐れは実現する……とも言いますので、恐れの先取りはしないで、ゆったりとかまえて日々楽しく過ごすことを心がけたいと思います。

◉

もっともっと書きたいことはたくさんあるのですが……とにかく不安なことがあれば何でも先生や看護師さんに聞くことです。篠原先生は本当に話しやすいので、ついつい先生と話していたら楽しくなってしまい、話に花が咲いてしまいます。今はクリニックに行くのが旅行気分で、帰りにあちこち寄って買い物をするのが楽しみです。

身体がしんどくて、不安や心配でいろいろ悩んでいる方がいると思いますが、一人でも多くの方が「よかった」と笑顔になれたらいいですね。

同じ病気で泣いたり笑ったり、いつか、わいわいクリニックでサークルをつくって、みんなで親睦を深められたらと思っています。その時はぜひ一人でも多くの方とお友達になれたら、なんて思っています。

篠原先生を教えてくださった「リウマチ感謝」こと渡邊千春さんは難病治療アドバイザーとして活動されています(http://ryumachikansya.com/)。「リウマチ感謝」と入力しても検索できます。頭でいろいろ考えるより、まず行動を起こしてみましょう（これが一番大切！）。

病気はよいドクターと巡り合うことで必ずよくなります！

「よくなる、よくなる、きっとよくなる。サクサクよくなる。すっかりよくなる！」

イメージしましょ♡

◎嵩原奈月さん（沖縄県44歳 発症後6年 ミュージシャン）

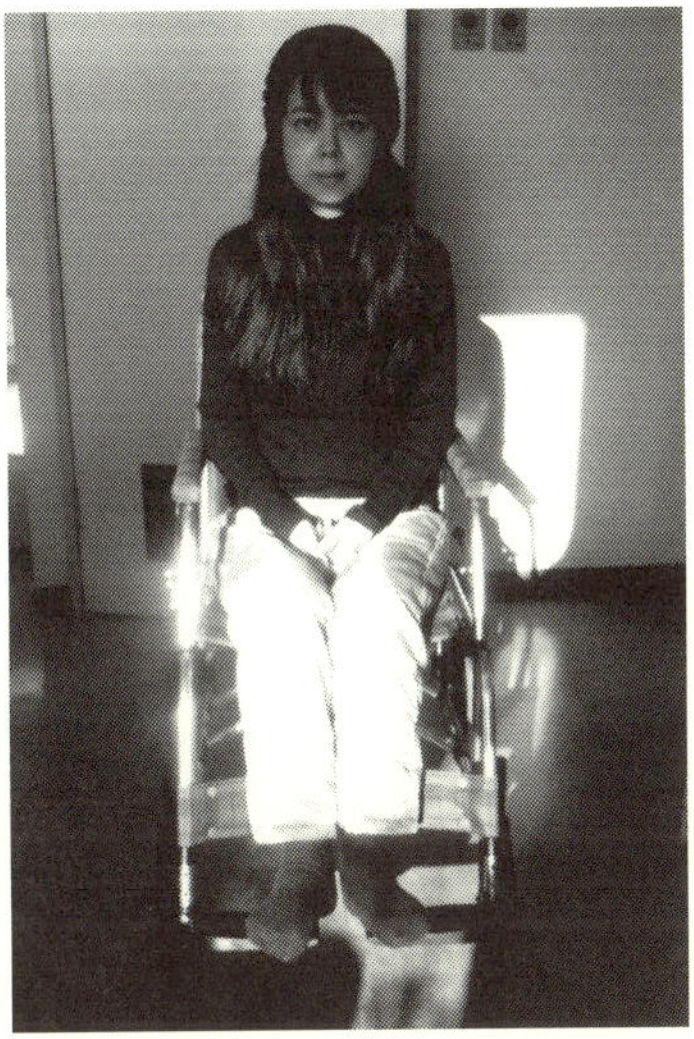

車イスでわいわいクリニックにたどりついて治療を始めてから、日に日に気持ちも前向きになり、当時からは想像もつかないほどいろいろなことができるようになりました。今では陳式心意混元太極拳を学ぶところまで関節が柔軟になりました。篠原先生！感謝です！今年は秋頃にライブをしてみようと目標を持っています。すごい進歩です！

＊写真――6年前に車いすで来院。現在はミュージシャンとしての活動はもとより、太極拳を習うまでに。

（奈月ＨＰ：www.natsuki-natsuki.com）

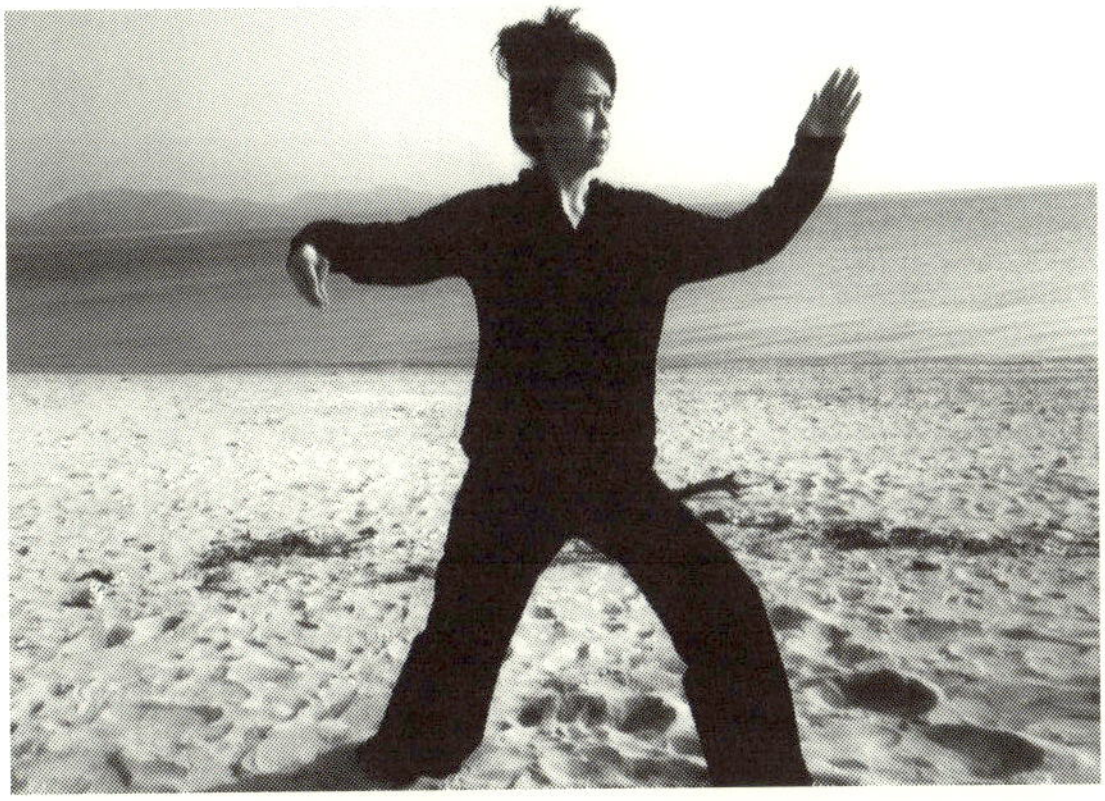

◎ＫＳさん（京都府65歳 発症後20年）

先生は、患者に対し一生懸命目を向けてくださり、新薬のおかげで痛みも取れ、動きやすくなり、洗濯物も簡単に干せるようになりました。明るくなったと、まわりからも言われます。治るという意識をもって前向きに進んでいくことが大事と思っています。

＊写真——京都から岡山まで一人で通院できる様になり、旅行も楽しめるようになりました。

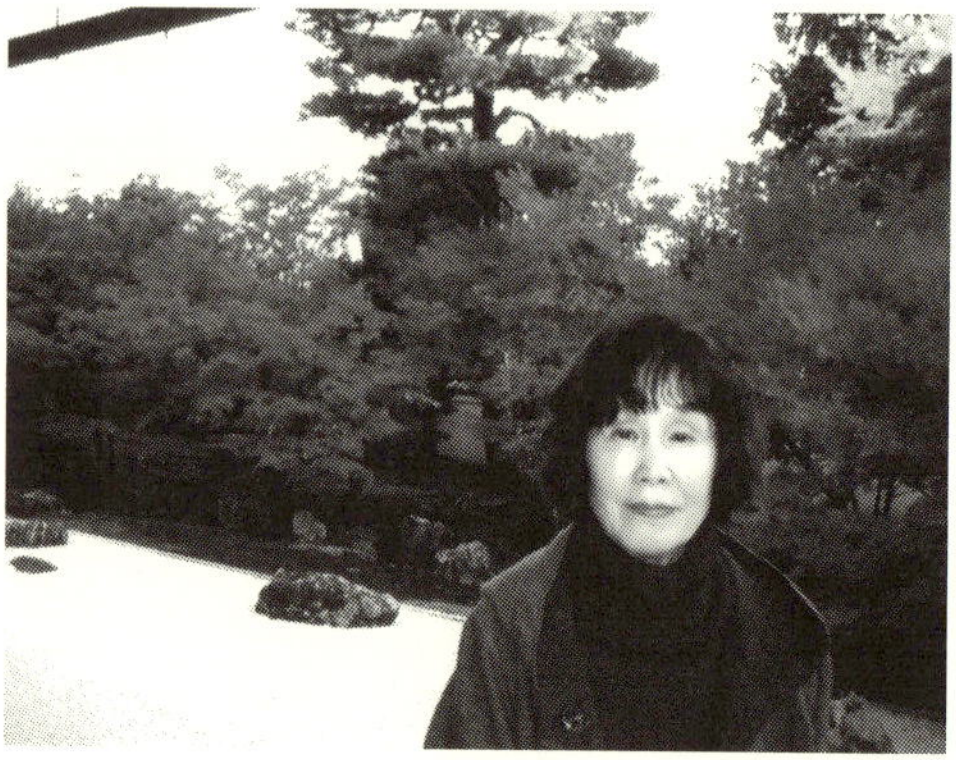

◎ＳＮさん（岡山県72歳 発症後5年）

突然手の指が腫れ、痛み出し、近医を受診しました。「リウマチが出ている！」と言われ、そこで1日入院し点滴や注射など治療を受けましたが、治るどころか症状はだんだん悪くなりました。リウマチで動けなくなり、そのまま亡くなった人を目にしてきた私は、自分も近いうちに死んでしまうのかもしれない……と半ばあきらめていました。ほとんど介護状態で、自殺を考えることも何度かありました。

そんな姿を見かねた娘が篠原先生を見つけ出し、わいわいクリニックに連れて行ってくれました。

先生は、私のつらい気持ちを察してくださり、新薬治療の話をしてくれました。副作用のことを気にする余裕さえなく、先生の「よくなります」という言葉だけを信じ治療に踏み切りました。治療後は先生のおっしゃる通りでした。関節の痛みもなく楽に動けています。リウマトレックスも中止でき、身体はますます調子よくなりました。新薬治療は続けています。おかげで私を待ってくれているお客さんのところへ笑顔で行商できています。娘も私の回復ぶりに喜んでいます。わいわいクリニックでの治療が私の人生を変えてくれました。今は幸せです。
＊写真――水仕事、魚をさばくことがつらかった日々……。今は笑顔で行商しています。

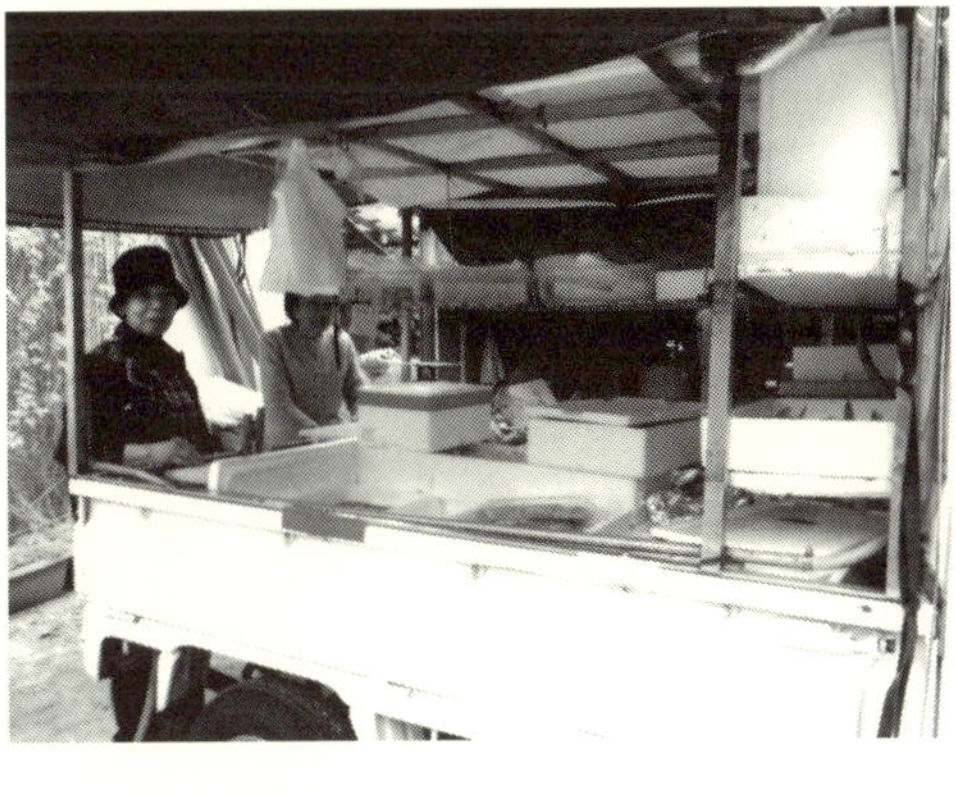

◎TNさん（岡山県72歳 発症後9年）
以前通院していた病院では「完治はない」と言われていました。症状がだんだん悪化した頃、知人に篠原先生を紹介されました。仕事柄膝に大きな負担をかけ、膝にたまった水を何度も抜か

なければなりませんでした。日常生活もつらい日々でした。改善効果のある治療の話を聞き、篠原先生に治療を望みました。治療後は、あんなにつらかった痛みもなくなり、膝の水も抜くことがなくなりました。信じられないほどの効果でした。まわりの人たちも「どんな治療をしたの？」と驚いています。治療は今も続けています。「正座」「ウォーキング」「家事全般」と、健常者と変わらない日々を送っています。治療効果は体だけでなく、明るく前向きに気持ちまで変化させてくれました。これからは、大好きな日舞に専念したいと思っています。

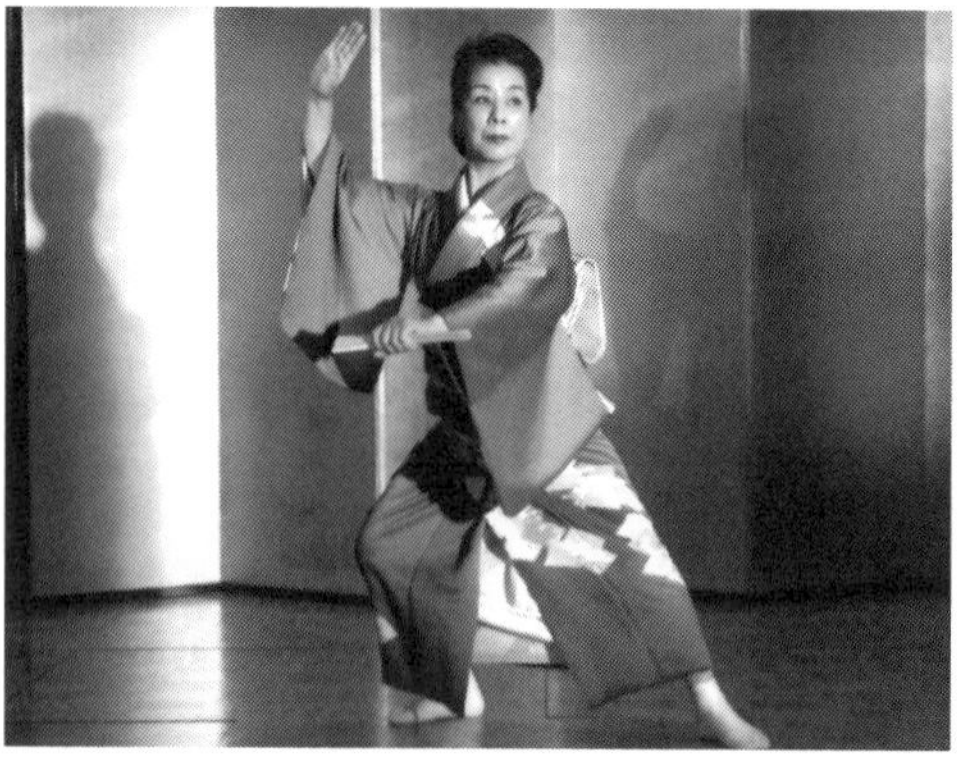

＊写真——膝の痛みもなくなり、日本舞踊もきれいに踊れます。

◎YHさん（岡山県51歳 発症後11年）

いちばん悪かった時は、あれよあれよという間に変形がひどくなり、痛みも増していきました。寝たきりになるのではないかと、うつに近い状態で、しょっちゅう涙が出ていました。家族の負担になっているのもつらく、痛みで眠れないのもしんどかった……。篠原先生がテレビに出演していたのを友人が見て教えてくれたのがきっかけで、大きな病院からこちらに変わり新薬を始めました。今はつらかった頃を忘れるくらい元気になり、職にも復帰でき感謝感謝の毎日です。ちなみに昔飲んでいたリウマトレックス、ステロイドや痛み止めは全て卒業して、現在は新薬と骨粗鬆症の薬だけです。

＊写真——念願だった犬の散歩が出来る様になり、山道だって歩けるようになりました。

◎THさん（佐賀県72歳 発症後37年）

主人が篠原先生の講演を聴き、倉敷まで連れて行ってくれたのがきっかけです。先生は、患者の言葉を親身になって聞き、適切な診断をくださいます。車イス生活で不自由だった日々が、新薬を始めて、あまりの変化に戸惑うほどでした。気持ちが積極的になり何でもやれるように思えることにびっくりし、参加している会で責任のある仕事を担い、やり遂げることができ、私でも少しはお役に立てるのかと自信が持てるようになりました。2年前の私の状態がうそのようだと言われます。今も治療をしていただいています。主人より元気に

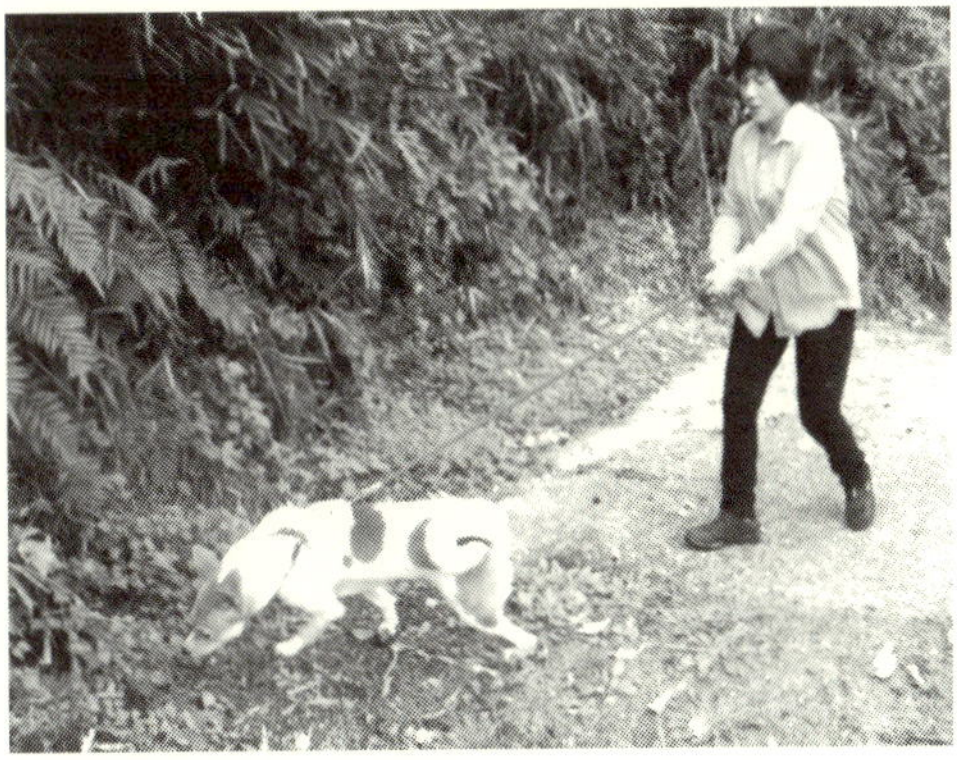

なりました。
＊写真――向かって右端が私。車イス生活だった昔がうそのよう……今回バリ島へ旅行ができました。

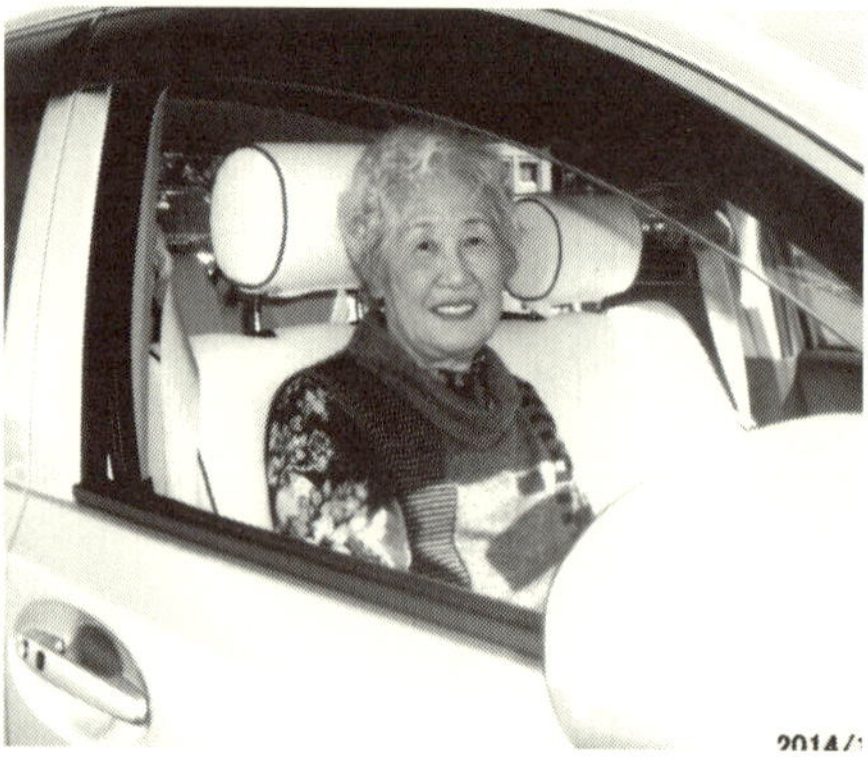

◎SYさん（岡山県82歳 発症後28年）

前の病院では効果なしでしたが、篠原先生に出会ってから少しずつですがよくなり、今では新薬のおかげですっかりもとの元気を取り戻しました。先生は前の病院の薬の強すぎる話などを詳しく説明してくださり、先生をすっかり信頼してついていこうと思いました。

今では息子たちと旅行が楽しめるようになり、1日中歩きましたが、苦もなくついていくことができました。家族にはすっかり安心されています。

不安がらず、思いきって試してみてくださいと言いたいです

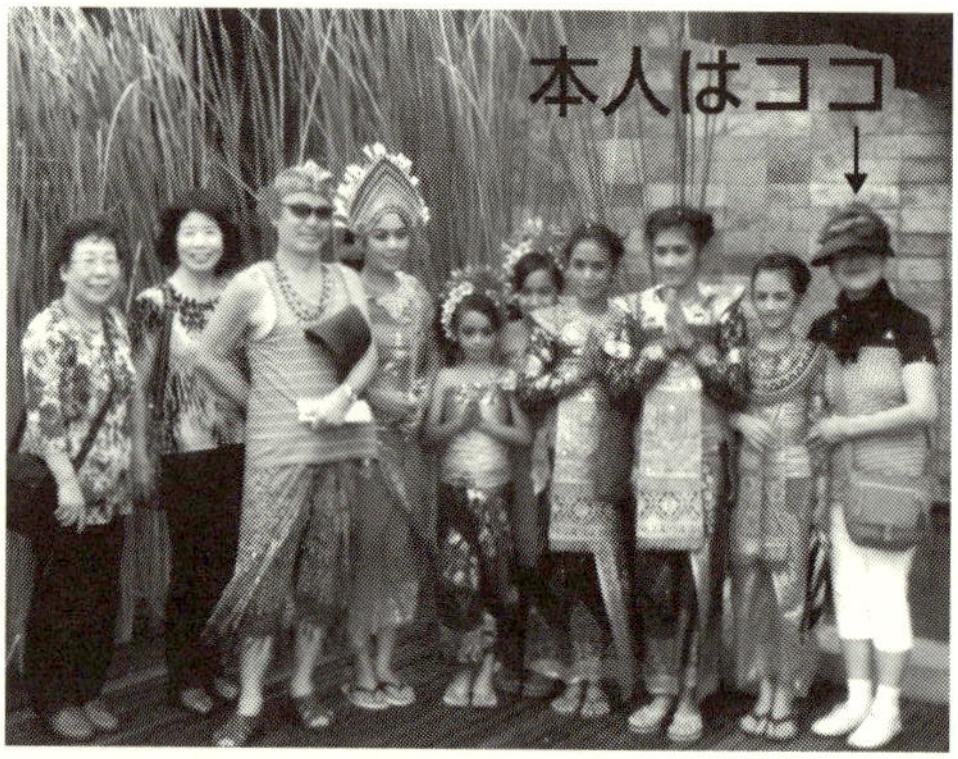

ね。
＊写真――車の運転も楽々できるようになり、元気になったことを家族も喜んでいます。

◎ＥＷさん（岡山県65歳 発症後５年）

60歳のある朝、突然足が立たなくなり、これから先みんなに迷惑をかけるので死んだ方がましだと悪い方に考えがいきました。最初は某病院でステロイドを服用していましたが、次第に膝関節にまで痛みが広がり、ステロイド剤を飲むので髪の毛が見る見るうちに薄くなっていったのです。

ストレッチの先生の紹介でわいわいクリニックを来院しましたが、篠原先生はパソコンは見られず患者の目を見てよく話を聞いてくださり、「ステロイドやめられます」の言葉に私は安心し、元気が出る思いでした。

新薬治療２～３回目くらいから少しずつよくなり、現在は痛みなく通常の生活ができて困ることは一切ありません。タオルや雑巾をしぼることができ、包丁も使え、毎日30～40分のウォー

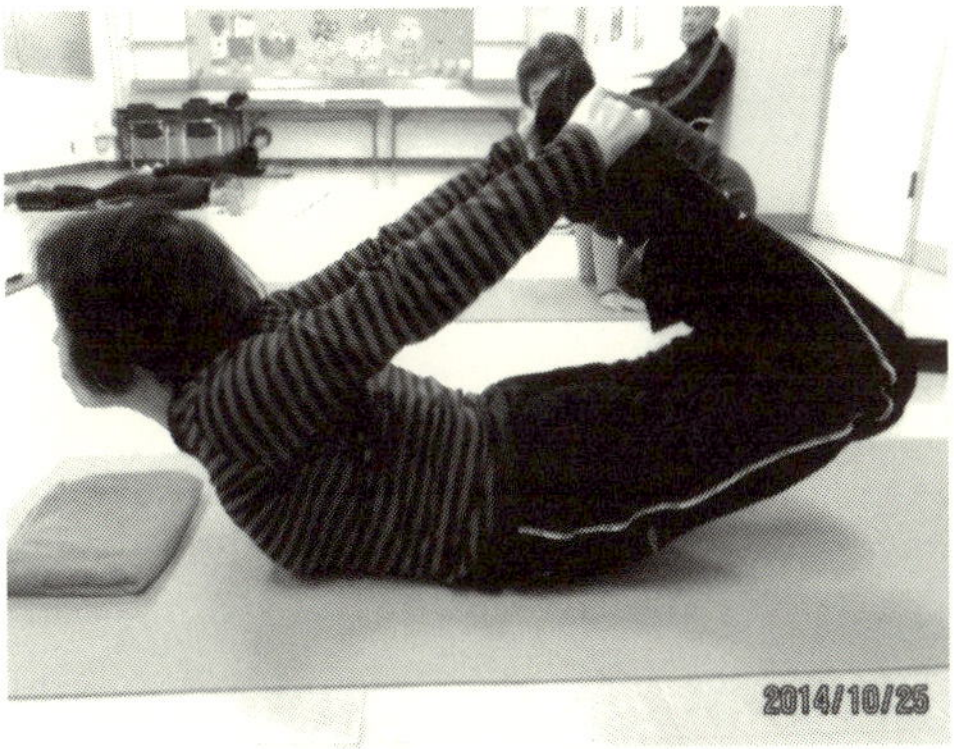

キングができます。勾配のきついところも筋肉を鍛えると思い、あえて歩いています。よくしゃべるようになり、皆に「副作用が口にきてるのでは」とからかわれます。

＊写真――硬い関節もこんなに柔らかくなりました。これからも続けて体力をつけていきます。篠原先生に感謝！

◎SOさん（岡山県84歳 発症後16年）

私は篠原先生が新薬治療を開始されたことを聞き、すぐに治療をしてもらい、新薬の著しい改善効果を体験した初期の患者の一人です。高齢ですが、毎日元気に生活をエンジョイしています。

＊写真――痛みもなくくつろいで、「ルームマーチ」でトレーニング！

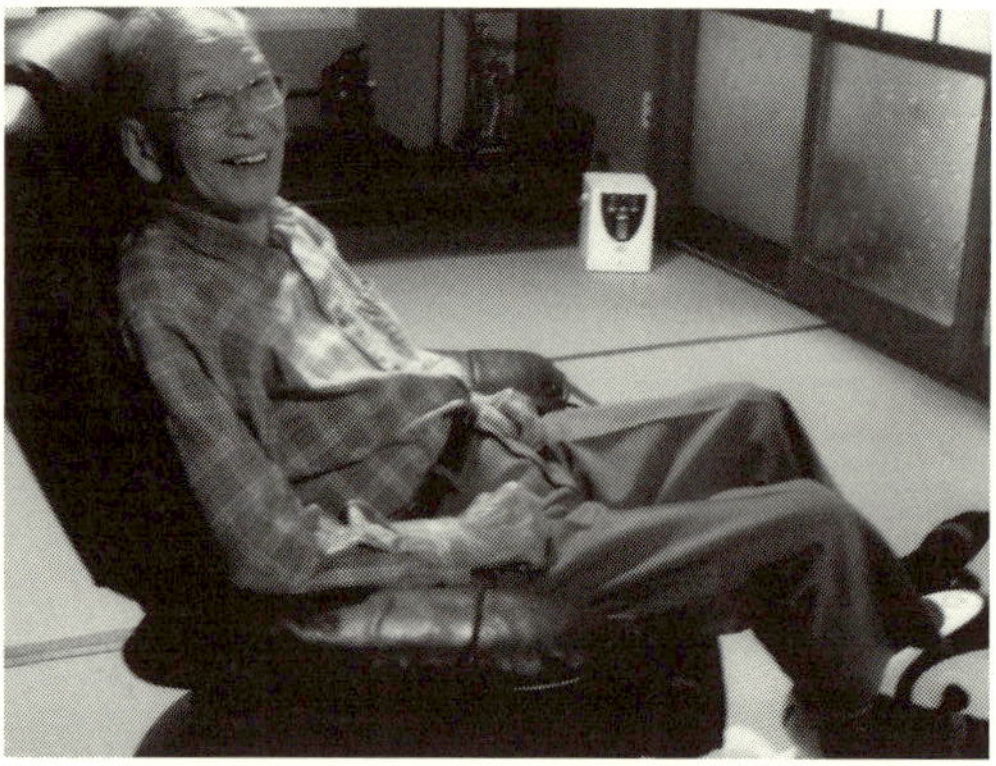

●

今回初めて掲載される患者さん

◎Y・Iさん（岡山県72歳 発症後17年）

自分のことが自分でできなくなることを心配していましたが、日常生活が楽になり、歩く姿勢が前と違っていると言われます。先生はよく説明してくださり、とってもよい感じで、先生を信じること間違いなしと思います。

＊写真――水中エアロビクスに週4回通っていますが、疲れることなく、体力がついていることを実感しています。

◎S・Iさん（広島県75歳 発症後23年）

二十数年前、他の先生から「リウマチは治らない」と言われ、泣いて入退院を繰り返していました。痛くてつらい時「死にたい」と何度も思いました。以前、篠原先生に診てもらっていた親戚から、わいわいクリニックへ行くようにすすめられました。同行していた息子と一緒に新薬の説明を聞きました。くわしく丁

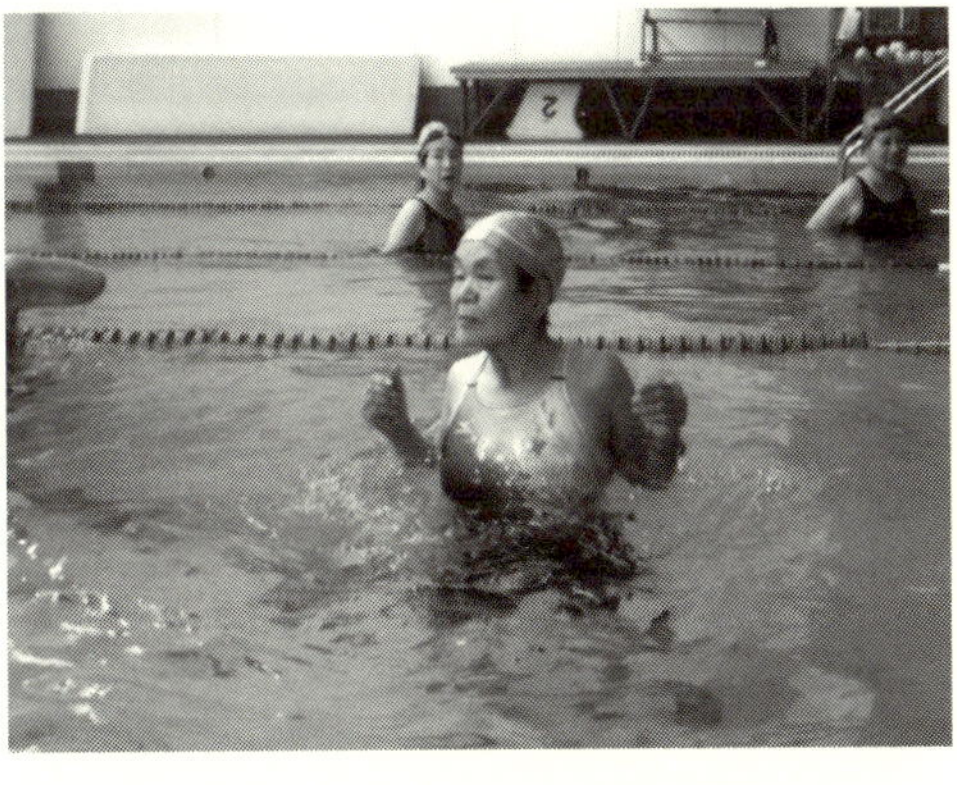

◉

寧な説明に信頼し、治療していただきました。治療後2ヵ月頃より痛みがなくなり、楽に動けるようになりました。荷物も持てるようになり、挙がらなかった腕も挙がるようになりました。山頂にあるお寺にも行けるようになりました。友人と薬湯風呂に出掛けたり、仲間に誘われて同窓会に参加したら「元気になったね」と驚かれ、次回開催の同窓会の幹事さんにさせられてしまいました。

治療していただいて、ほんとうによかったです。23年間服用していたステロイドも半年で中止でき、今は嬉しくて仕方ありません。私が元気になったら家も明るくなり、息子とも会話が増えました。現在も通院に息子が協力してくれ、私を支えてくれています。

◎YUさん（大阪府70歳 発症後2年）

〝リウマチ〟と診断されたのは、2013年2月末のことでした。その1年以上前より、手足の痛み等々で動きが鈍り、家事ができない、外出も階段の上り下りがつらいため、ままならずの生活が続き、夜も痛みで何度も目覚めて眠れず、なぜこんなに痛いの？とふさぎがちでした。

リウマチと診断された時は、「ああ、だから痛かったのか」と変に納得してしまい、その後のステロイドによる副作用の悪い状態に陥ることまで予測できませんでした。ステロイドを服用後1日で階段はトントンと上り下りできるようになり、ああこれでよくなるんだと喜んでいたのは束の間だけでした。2カ月後には、体重が8キロも増加、ムーンフェイスになり、体は軽くなったものの、心がどんどんと沈んでゆき、そのうち糖尿病や逆流性食道炎の激痛に襲われ、また眠れなくなりました。

そんな時に、篠原先生のご本を夫が見つけてきてくれて、2013年8月末より通院するようになりました。まだまだひざ痛や手のこわばりなどありますが、今年4月よりステロイドと「おさらば」できるようになったので、一時最高15キロ増であった体重が6キロ以上減ってきました。また、合唱の活動を開始、5月にはオペラ『トゥーランドット』の舞台に、夫も一緒に3時間近くも立てるようになりました。

先日、合唱団で知り合った方のお話から「ステロイドの恐ろしさ」を切実に感じました。その方のご主人は70歳でリウマチになり、5年間ステロイドを服用し続けて、糖尿病、緑内障を併発、最後には敗血症で亡くなったとのことです。その方は、「あなたはリウマチには見えない、ステロイドをやめられてよかった」と言われ、ほんとうに先生のご本との出会いが命拾いになったのだと、つくづくありがたく、感謝いっぱいの毎日です。

◎KOさん（香川県68歳 発症後15年）

長男がインターネットで調べてくれ、篠原先生にたどりつきました。今では痛みとこわばりが

◉

ほとんど取れ、驚いています。新薬の点滴は驚くぐらいよく効くことを悩んでいる方にお知らせしたいです。

＊写真――痛みから解放され、こんなに動けるようになりました。今では縄跳びもできます。

◎KSさん（大阪府63歳 発症後3年）

２０１２年５月、突然肩が痛くなり、整形外科を受診、リウマチと診断されました。最初はリウマトレックスを説明もなく処方されましたが、途中で抗がん剤と同じだからと聞かされ、そんな強い薬を続けて大丈夫なのかと、とても不安でした。５カ月続けましたが、痛みは軽減されず、図書館で篠原先生の本を見て、診ていただきたいと強く思い、すぐ電話で予約をお願いしました。

新薬1回目後は特に変化もなく少し不安でしたが、２回目から膝の痛みが軽減され、３回目の点滴の帰りには痛くて握れなかった手でグーができたので、とてもうれしく驚きました。以前は包丁も持てず、冷蔵庫を開けるのも苦痛だったのが、今では病気になる前のように普通にできるようになったことが何よりうれしいです。こちらに来る前は鉛筆も持てず仕事も辞めなくてはと

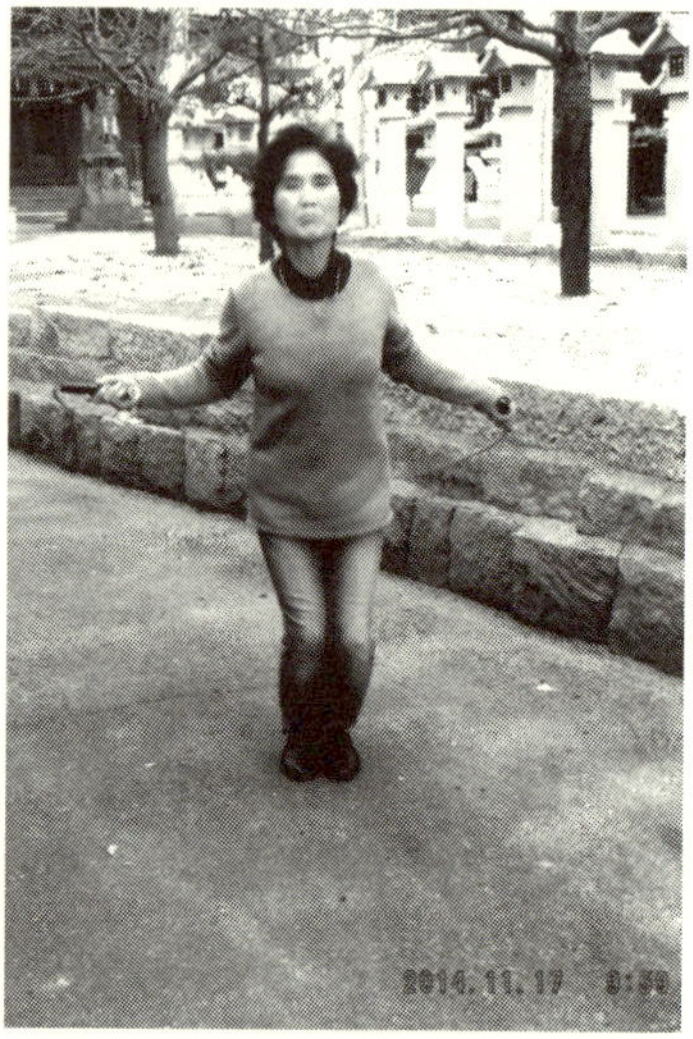

思っていたのですが、今では普通に仕事もできるようになり、「リウマチって治るんやね」と職場の人にも言われています。

今後はお勤めや母の介護をがんばりながら、旅行も楽しんでこようと思っています。

◎ＩＫさん（香川県75歳 発症後23年）

投与4回目くらいから効果を感じ、今では杖なしで歩けます。菜園と花づくりにも精を出せるようになり、手の込んだ料理も作ることができるようになりました。孫たちと運動会に参加したり、歩け歩け大会で5キロ歩いたり、年を取るごとに若くなってきたと言われます。お嫁さんが自分を頼ってくれるようになったことも嬉しいです。
＊写真――孫とフォークダンス。痛みもなく踊れて、楽しい1日でした。

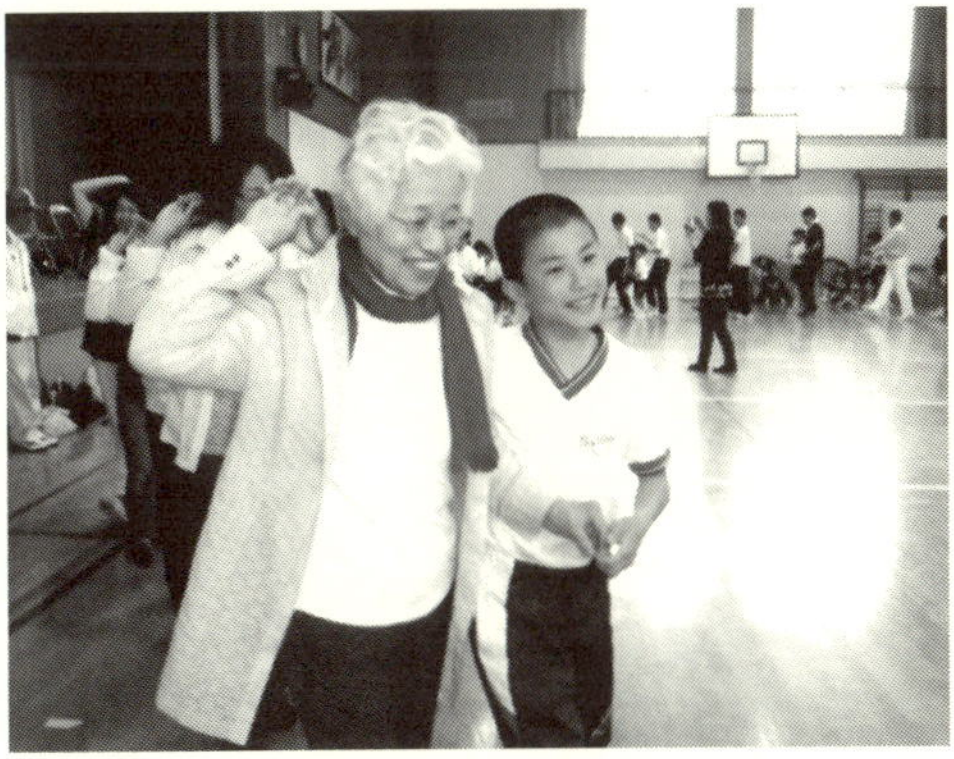

◎匿名希望女性（沖縄県39歳 発症後6年）

肩痛などの症状が見られ、医師である父に頼み検査をしたところ、リウマチ反応がありました。

「リウマチかも……」と言われましたが、専門医は受診せず、食事を見直したり、独自の治療を試していました。あまり症状に改善は見られませんでした。その頃、父の知人が岡山でリウマチ治療をしていることを聞き、その方から篠原先生の『リウマチが治った』という本を読ませていただき、副作用がないというところに惹かれ、遠方でしたが一度行ってみようと決心しました。独自の考えで治療していたので、「痛みがなくなるなら…」「副作用がないなら…」と、情報の一つとして篠原先生にお会いしてみようと受診しました。心配していた父も付き添ってくれました。

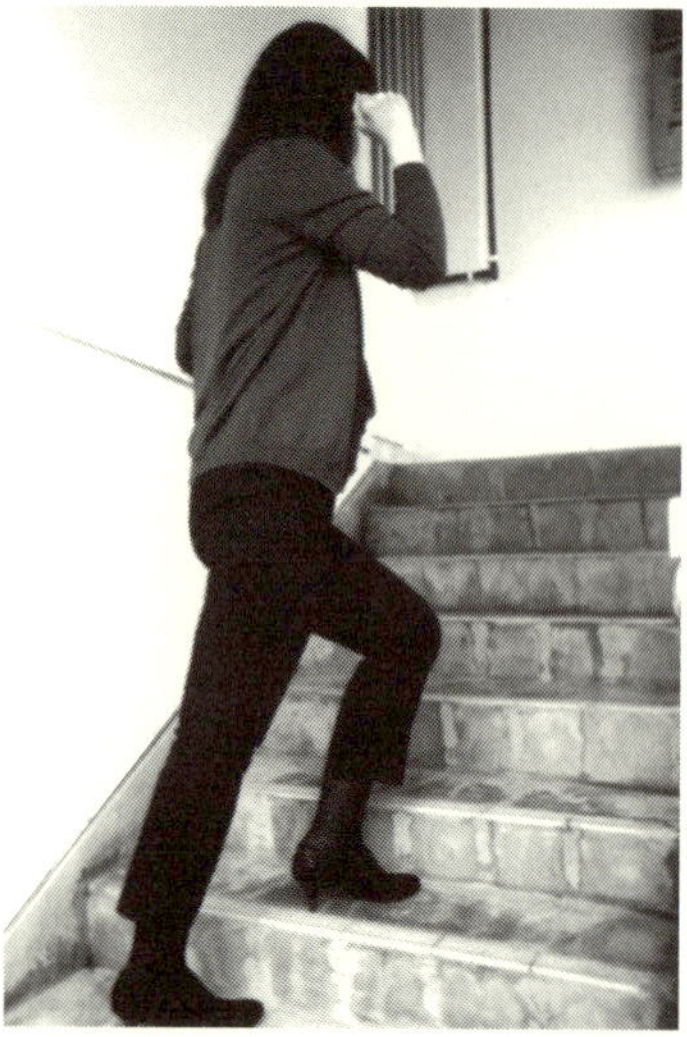

　診察では私が持っていった検査データを詳しく説明してくださり、情報の多さに驚きました。治療が必要なのか、様子を見ているだけでいいのかの判断もしてくれました。私の質問にもいやな顔をせず真摯に答えてくださいました。対応に安心感を持ち、通院してみようと決めました。もちろん父も賛成してくれました。現在も治療で通院していますが、体調はすごく良いです。診察も毎回、検査データを詳しく説明してくださり、今の私の状態を教えてくれます。

　必要なアドバイス（運動不足のため筋肉トレーニング、食事で取れていない栄養素など）を的確に指示してくれます。治療も一方的ではなく、身体の状態を診ながらなので効果も見られ、心配していた副作用も出ていません。近医での治療も考えたのですが、他の病院では現状を維持できるような自分の望む治療はしてもらえないという思いがあり、遠方（沖縄）からでも通うことができています。私を診てくれ、私に合った必要な治療をしてくださる篠原先生に出会えたことで、人生が大きく変わりました。

＊写真――ヒールのある靴で階段も軽々上がれ、スクワットもできるようになりました。痛みもゼロ！

◎ＫＫさん（香川県61歳 発症後19年）

新薬投与後１週間くらいから効果がありすぎて、信じられないと思いました。生活に張りができ、やる気が湧いてきます。歩行が楽になり、いろいろなところにますます出かけたくなります。治療に躊躇していた時間がもったいなく思いました。

＊写真――水中ウォーキングをがんばっています。

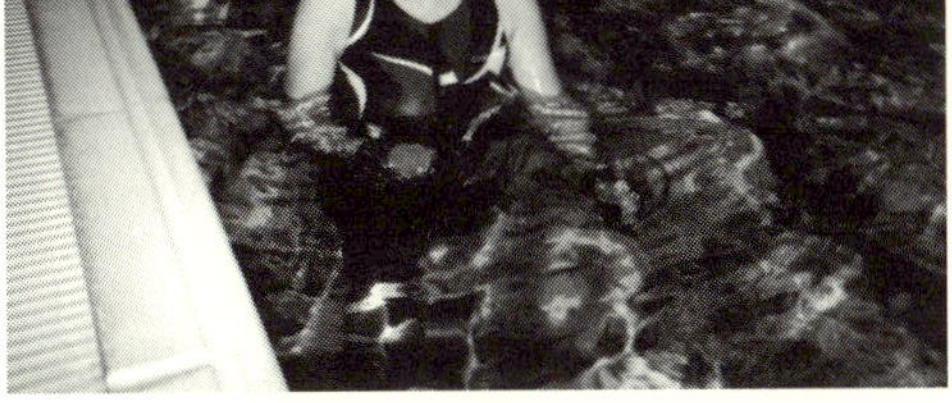

◎MSさん（千葉県72歳 発症後4年）

篠原先生の『リウマチが治った』を読んで、自分より症状の重い人（寝たきりの人など）がその後、劇的によくなられた体験談にびっくりしました。すっかり元気になって趣味のスポーツもできるようになったとの話で、自分も絶対よくなることを信じて、足を引きずりながら来院しました。

まずはセカンドオピニオンでよいので、考えて決断と行動を起こすことだと思います。私の場合、総合病院で頂いていたメトレート錠の量が1日3錠から5錠までに増えていましたが、薬を飲めば飲むほど、どんどん体が重くなりました。わいわいクリニックで、この薬はやめた方がよいとのことで、新薬治療を始めてから、うそのようによくなっていくのが実感できました。私のことが心配でいつも付き添ってくれていた娘も今は安心し、一人での通院を見守ってくれています。

◎匿名希望女性（埼玉県31歳 発症後9年）

以前は悪くなるたびに薬が変わり、あまり効果は実感できませんでしたが、新薬の2回目から効果を感じるようになり、股関節の動きがよくなって2倍の速さで歩けるようになりました。体重が増えてふっくらしてきて、体力がついて疲れにくくなり、思っていた以上の効果が得られています。

リウマチを改善した患者さんの例を信じて、自分には効かないだろうと悲観せず、良いものは話を聞くだけでもよいから積極的に取り入れてみるとよいと思います。わるい事だけに目が行きやすいと思いますが、希望はいろいろなところにあります。わいわいクリニックは、希望を与えてくれる病院だと思います。

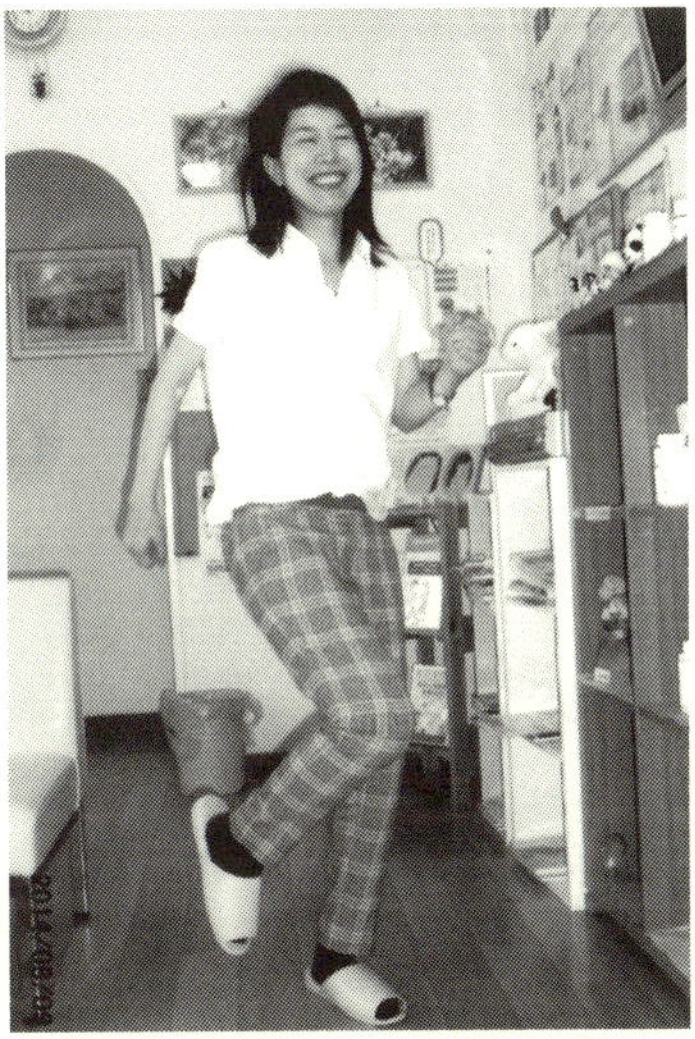

＊写真——杖が必需品だった私……。今は杖なしで歩けて、ほら、こんなポーズも取れます。

◎KSさん（宮崎県66歳 発症後17年）

篠原先生の『リウマチが治った』の本を本屋さんで見つけて伺いました。宮崎からバス～新幹線～電車～タクシーと、片道7時間かけて通っていますが、力をふりしぼって希望を持って治療をしていただいています。

右肘の痛みでタオルが絞れなかったのが、いつの間にかしっかりと絞れるようになって、とてもうれしいです。すばらしい治療に16年目にして出会え、本当に感謝しております。

◉

きっと、医聖ヒポクラテスの治療法は、いま、篠原先生がしてくださっているような養生を大切にした、安心安全な治療ではないでしょうか。篠原先生のように、患者の心と体を一番に大事にしてくださる先生がもっと増えてくださることを願っております。本当のお医者様にお会いできて本当に嬉しいです。感謝でいっぱいです。

とにかく、『リウマチが治った』の篠原先生の本をよくよく読んで、自分が飲む薬がどんなものなのかをしっかりと知って、悟って、すぐさま、篠原先生の病院に来られることをお勧めいたします。

◎YSさん（岡山県59歳 発症後25年）

別の病院からこちらに移って初めて受診した時、リウマチの進行は止まっていると言われ、強い薬は使われないので安心しました。新薬は5〜6回目くらいから効き目を感じました。早く効果がある人が多いと聞いていたので心配でしたが、効果が出るようになってからウソのように痛みが取れて心身ともに楽に快適になりました。孫が抱けてうれしかった

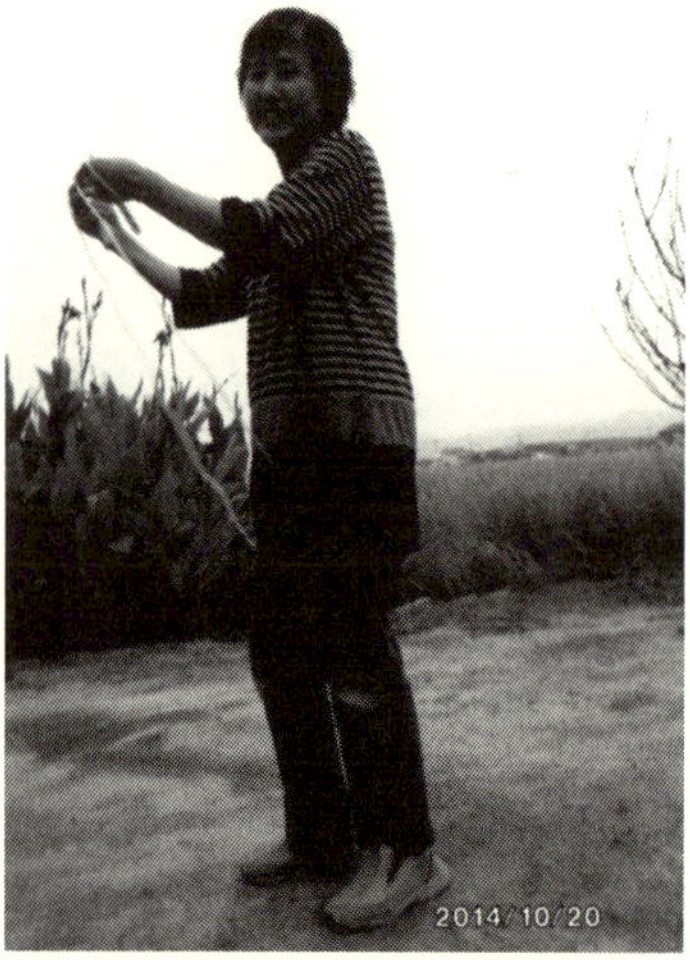

です。

＊写真――二重跳びもできるようになり、本当にびっくりしています。まだまだこれからも体力をつけていきます。

◎ＫＳさん（富山県64歳　発症後６年）

手首の関節が腫れ上がり痛くて眠れなかったのが、今はすやすやと眠れるし、正座ができないほど足に水が溜まっていましたが、今は血の巡りが良くなって腫れることもなくなり、体をスムーズに動かせるようになりました。半信半疑で来院しましたが、思いやりのあるすばらしい先生に巡り合ったことが私の幸運だと思いました。

＊写真――病気のことは忘れるほど調子が良いです。今は、週３回水中歩浴に通い、縄跳びや筋トレをして減量と体力・筋力アップに励んでいます。

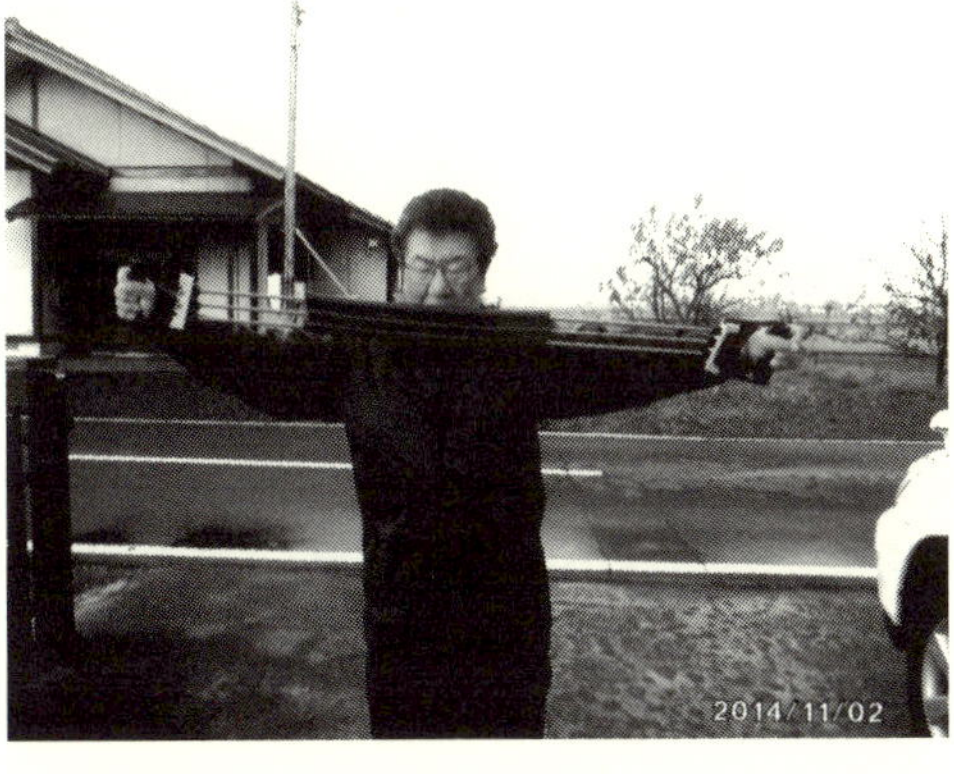

◎ＥＴさん（岡山県61歳 発症後27年）

先生の講演会を聴いた友達からの勧めで診ていただきました。話をよく聞いてくださり、親切、明るい感じの医院です。不安もあったのですが、１回目、２回目と体調が良くなるにつれ、もっと早く治療を受ければよかったと思いました。寝込むことがほとんどなくなり、皆に明るく、元気になったと言われます。

＊写真――家族に任せていた野菜作り、私も参加して楽しんでいます。

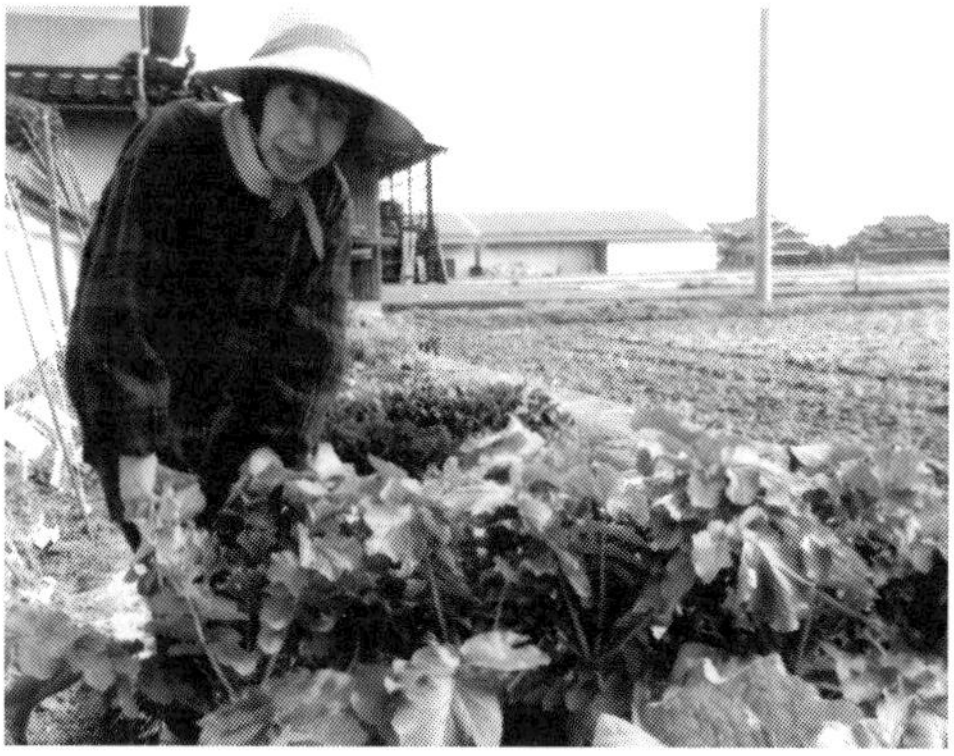

◎ＮＴさん（岡山県37歳 発症後２年）

母の友人からの勧めで篠原先生にかかりました。先生は毎回リウマチのことを熱心に話してくださるので病気について詳しくなるし、データの違いがだいぶ分かるようになりました。今では正座ができるようになり、ペットボトルのふたが開けられ、今まで通りの生活に戻ったことが自信につながりました。看護師を目指しているので、自分の経験を活かした看護師になってバリバリ働き、子どもも産みたいです。新薬のおかげで行動的になり、社会的・精神的にも元の活発な自分に戻れました。治す努力をあきらめない気持ちが大切なので、まずは篠原先生を信じて治療を受けてみましょう。

◎KTさん（岡山県67歳 発症後18年）

以前は痛み止めを常用していましたが効果がなく薬が増えていました。1回の注射後から痛みはすっかり軽くなり、今ではビンの栓がすぐ取れる、タオル・雑巾がしぼれる、左手だけでフライパンや大皿が持つことができるようになり、「どこが悪いのですか？」と皆さんに聞かれます。先生は細かい説明なので安心、信頼が持てます。

＊写真――軽やかに「3B体操」すごく元気になりました。

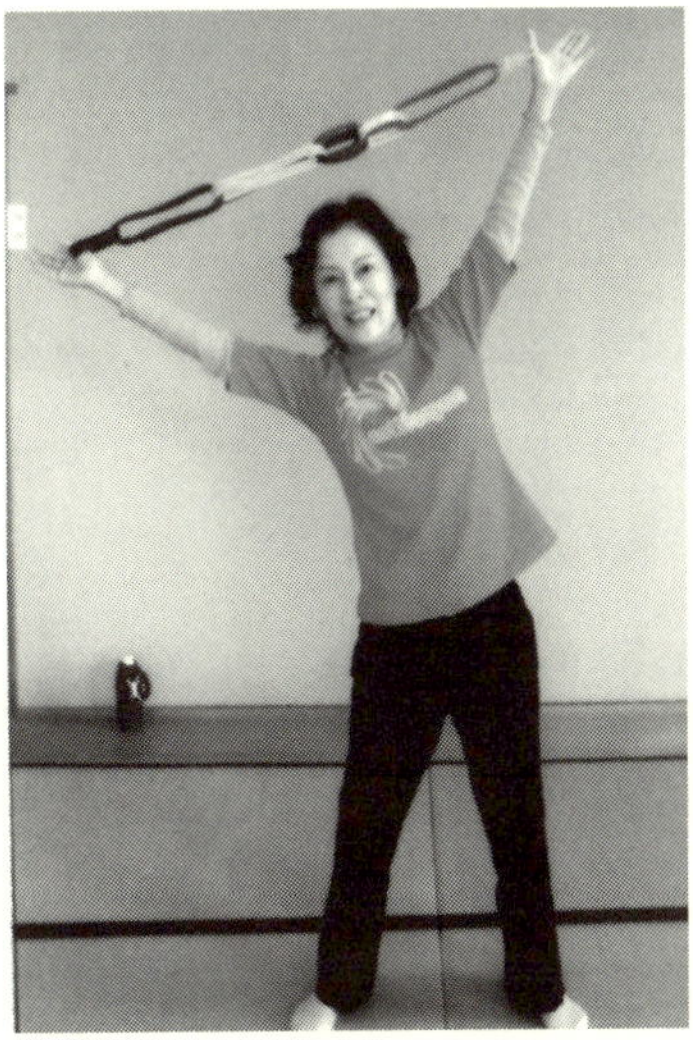

◎YDさん（岡山県74歳 発症後26年）

これまで地方の病院に手当たり次第かかりましたが、うずく痛みは止まりませんでした。毎晩眠れなかった痛みが、新薬開始後1週間でピタッと止まり、ウソのようによくなりました。うずいてうずいて何もする気にならなかった自分が今では何でもできるようになり、天にも昇る気持ちです。
＊写真――痛みも軽くなり、毎日を楽しく過ごしています。

◎ＦＴさん（岡山県65歳 発症後10年）

リウマチの知人が元気な姿を見て私も来院、新薬開始後３カ月くらいから効果を感じています。タオルを絞ったり手首をひねることが難なくできるようになり、家族も私も病名を忘れています。
＊写真――趣味のボウリングで一汗。今日もハイスコアを目指します。

◎ＭＣさん（奈良県65歳 発症後２年）

初めて受診した時は、２本の杖で歩くのもおぼつかなく、もうすぐ車椅子になるのでは……と考える

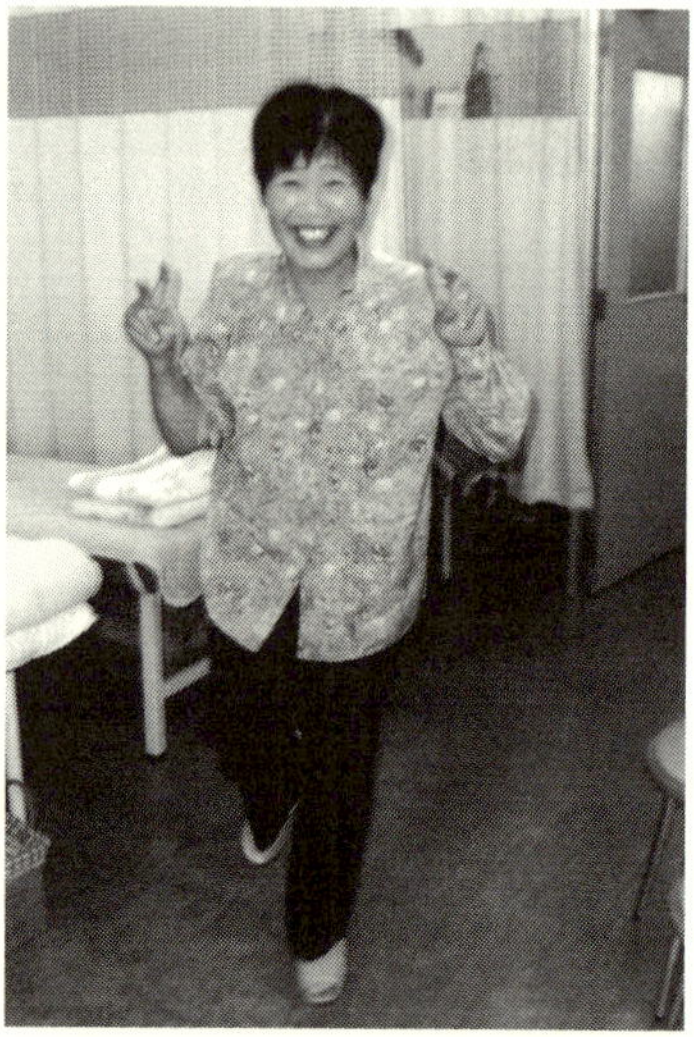

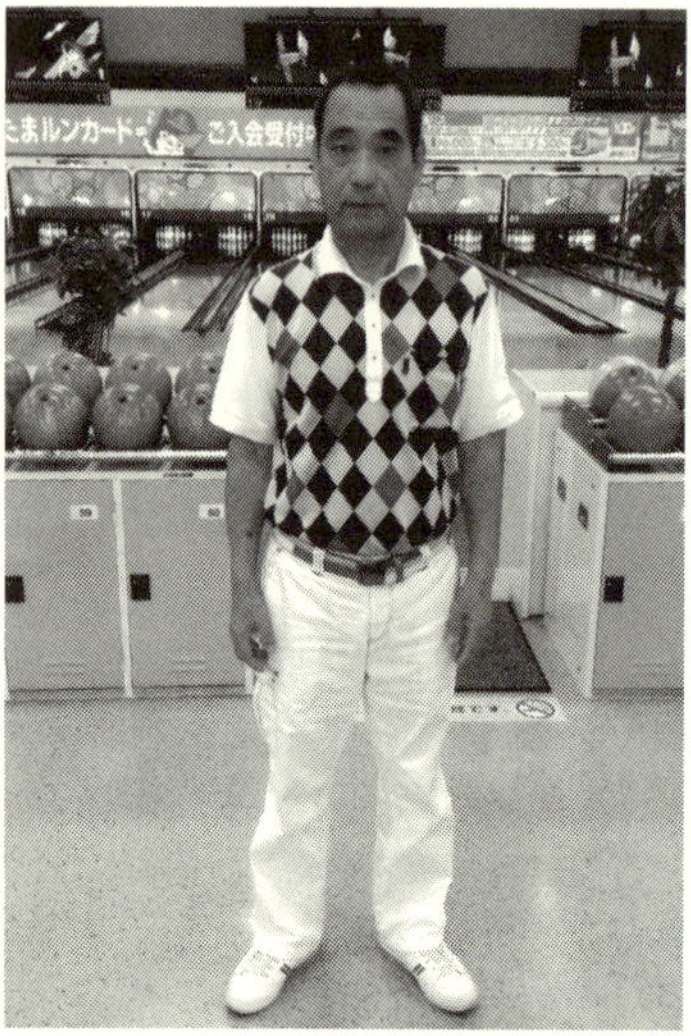

ようになっていました。新薬に出会って4日後、杖なしで自力で歩けるようになりました。階段を苦にせず降りることができ、敷布団から立ち上がれるようになり、体力づくりも考えてハイキングを再開。「眼や顔つきにエネルギーが出てきた」「見違えるような歩きになった」と皆さん大変喜んでくださいます。

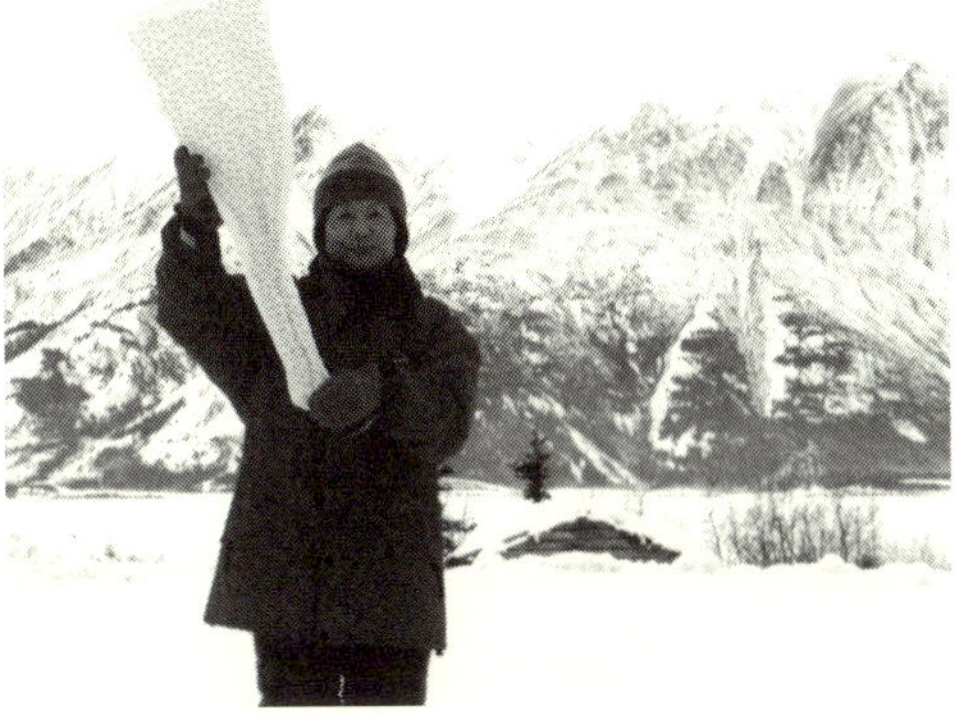

新薬を始めて1年後には、メンバー9人で、長野県白馬五竜、栂池《つがいけ》、八方尾根までハイキングツアーに行くことができました。考えてもいなかったことだけにお花畑を見ることができて感激です。

先生の本に出会えたことが幸いでした。先生、看護師さん皆さん親切で、とてもありがたく感謝です。1カ月に1回の岡山通いも苦になりません。体が自由に動き、やりたいことができることは本当に幸せです。私の体を見て、リウマチの方やまわりの方が質問されてきます。そのたびに、先生の本やネットの紹介をさせていただいています。

＊写真——杖なしで、国内旅行、海外旅行に行けるようになりました。冬には「オーロラ」を見に、瞬時にタオルも凍る程寒い（零下30℃）アラスカまで行ってきましたよ。

◉

◎AJさん（大阪府59歳 発症後29年）

先生は当初はっきりと今までの治療法の誤りを指摘され、自分が叱られているようで怖い感じでした。しかし、新薬の治療について詳しくわかる様に説明してくださり、快方へと導いていただき感謝しています。

痛みが治まると、物理的に動作が楽になるだけでなく、頭がクリアになるということに気づき、その効果に驚いています。常に痛みの意識で占められていた頭の中が、他のことに集中できる空間が生まれたように感じています。

新しい治療には不安があるかもしれませんが、先生の本に書かれているように、たくさんの方が痛みから解放されておられます。勇気を出して一歩を踏み出してください。

◎MNさん（大分県60歳 発症後15年）

以前は薬を飲んでも痛みがひどかったのですが、篠原先生のところに来て新薬を始め、痛みがなくなったおかげで日常生活が楽になり、家事も普通にできるようになりました。夫も喜んでくれてい

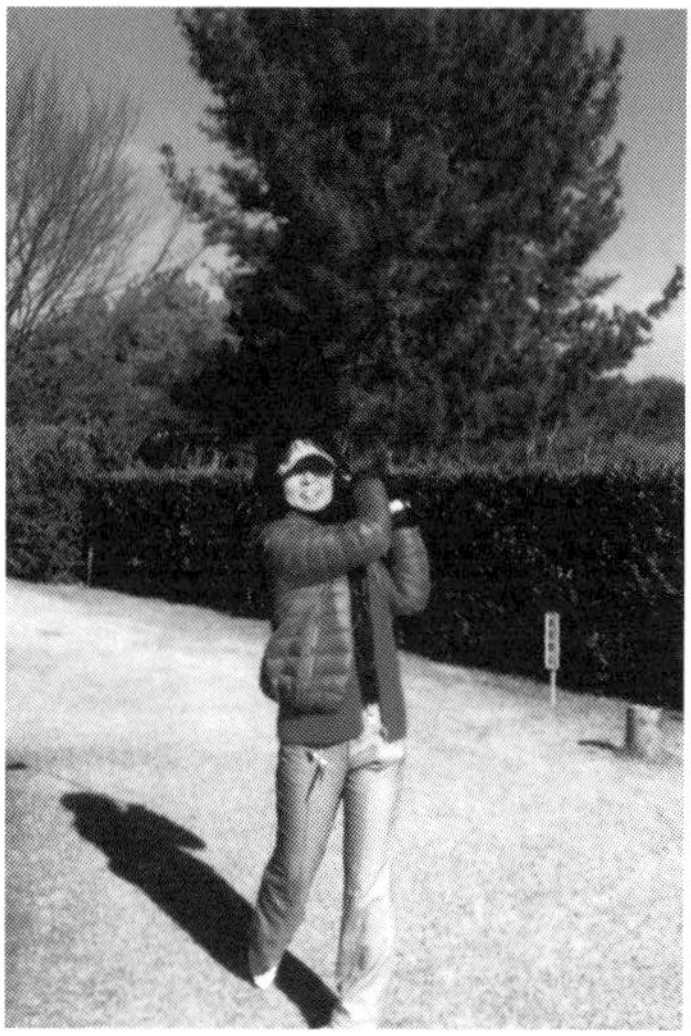

ます。

＊写真――以前はつらくて楽しめなかったゴルフを今は笑顔でラウンドしています。腕もプロ並みよ。

◎REさん（千葉県67歳 発症後26年）

起きることも自分のことも何にもできなくて不安な時、先生の本にであいました。遠くから来ましたが、先生とスタッフの皆様にお会いできてほんとうによかったです。新薬は本の通りで、今はやりたいことが何でもできています。

＊写真――体を動かせる幸せを実感しています。娘と旅行に行きたいので、もっと体力をつけたいです。

◎YNさん（東京都65歳 発症後20年）

私はリウマチになって20年、よくなったり悪くなったりの繰り返しでした。溝口クリニックの溝口先生から篠原先生の本をお借りして、行ってみたいと思ったのがきっかけです。個人クリニックなのに、篠原先生のデータ分析力のすごさに、ここで治療しようと確信が持てました。それま

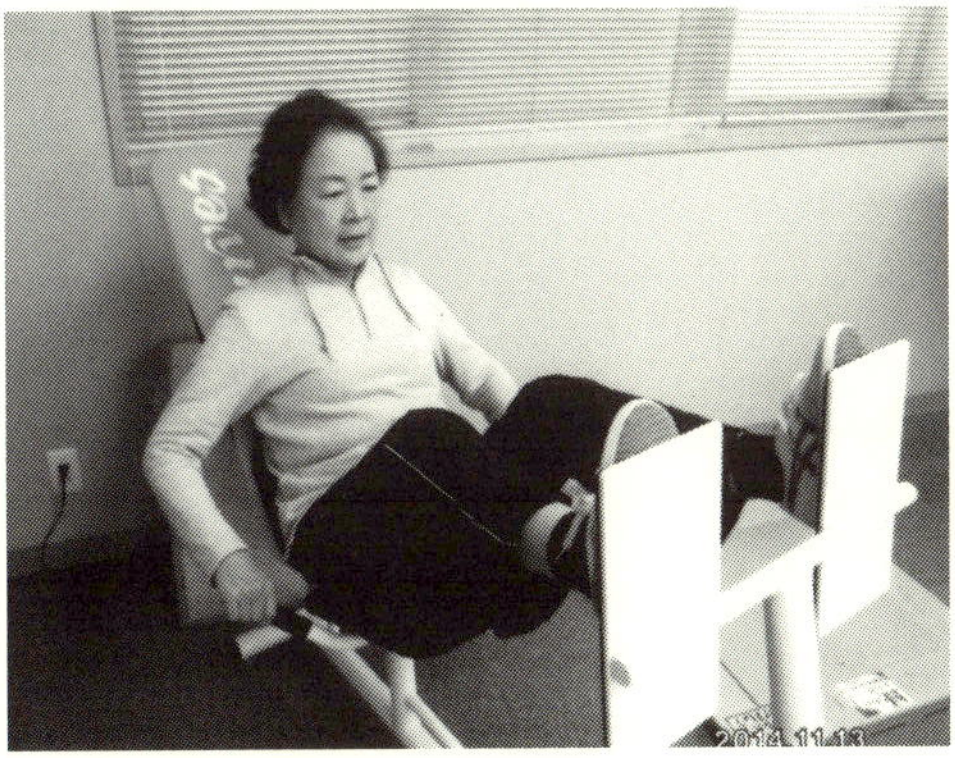

で服用していたプレドニゾロンを減らす過程でつらいこともありましたが、新薬の回を重ねるごとによくなりました。日頃の動きが軽く楽になり、心も軽やかに嬉しくなりました。日本にはリウマチを正しく良くしてくださるドクターがいらっしゃいますよ!! と皆さんにお伝えしたいです。

◎**TNさん（福岡県65歳 発症後1年）**

新薬3回目から痛みが軽くなり、信じられない思いでした。散歩の時間が徐々に長くなり、顔色もよくなりました。勇気をもって自分で行動を起こし、正しく治療をしてくれる病院に替えることをすすめます。

＊写真——愛犬と一緒に、四季を感じながら散歩を毎日楽しんでいます。

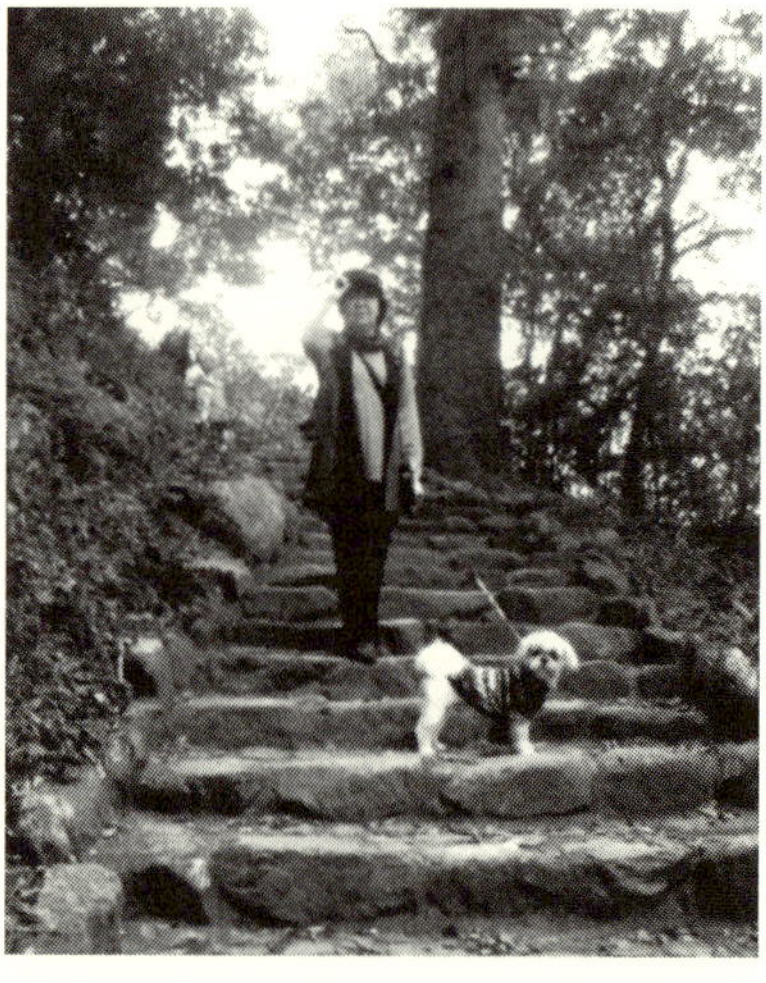

◎**MNさん（東京都27歳 発症後9年）**

ずっとよくならなかったカラダが、わいわいクリニックにきて病気を忘れるくらい元気になりました。先生の本に出会えて、治療ができてよかったです。心から感謝しています。

◎YNさん（岡山県61歳 発症後22年）

これまでの治療法は痛みを抑えるだけで根本は治りません。新薬を1年間断り続けましたが、もっと早くすればよかったと思うくらい今はとても楽です。歩くことが長時間できるようになり、服の脱ぎ着がとても楽になりました。

＊写真――自転車で週3回新聞配達しています。少しずつ体力もついてきています。篠原先生との会話が楽しみ。

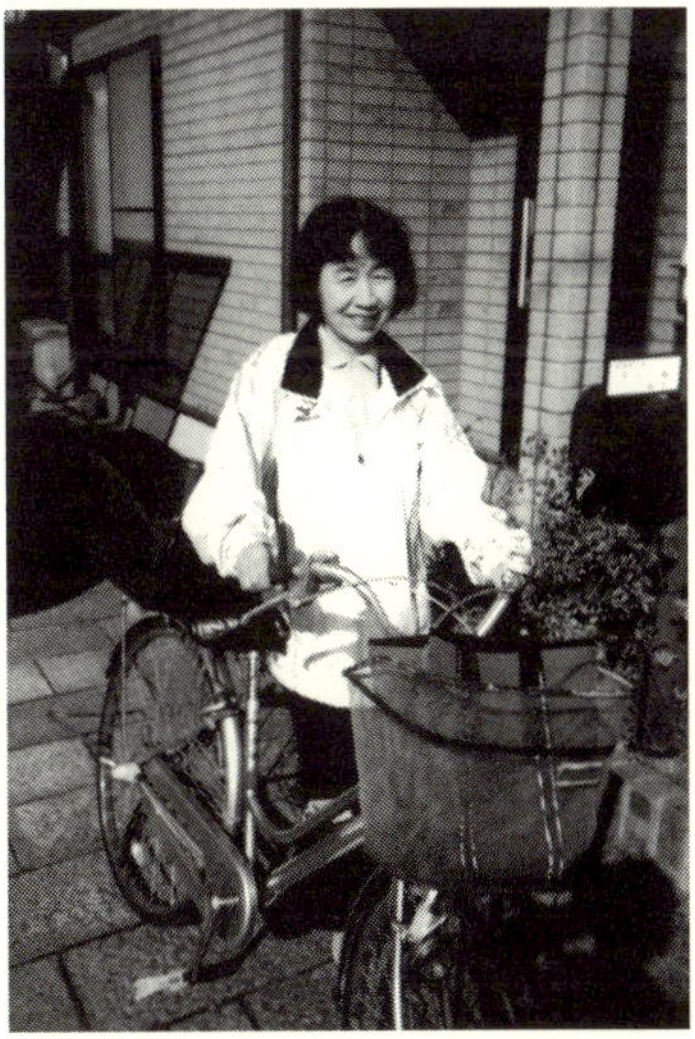

◎MNさん（福岡県49歳 発症後2年）

私は昨年3月にリウマチかな？ と思い、行きつけの内科で検査を受け、リウマチと診断されました。ただ当時の私は「リウマチとは何か？」「どんな薬が使われ、副作用は？」などのいろいろな疑問が生まれ、本で調べようと思ったのが先生との出会いです。今にして思えば、私の人生を変えた1冊でした！

私の仕事は運動指導士（インストラクター）で、人に体の使い方を教えているのですが、2年前、足の裏が痛くなり、足首が腫れ、膝に水が溜まり、肩が上がらない、首が動かない、物がつかめない、手首が曲がらない、親指が動かないなど、関節という関節が悲鳴を上げていました。次の日はどこが動かなくなるのだろう、このまま寝たきりになる?! と本気で思いました。そのような時に先生の本に出会い、先生の考え方に共感を覚えました。不安はありませんでした。

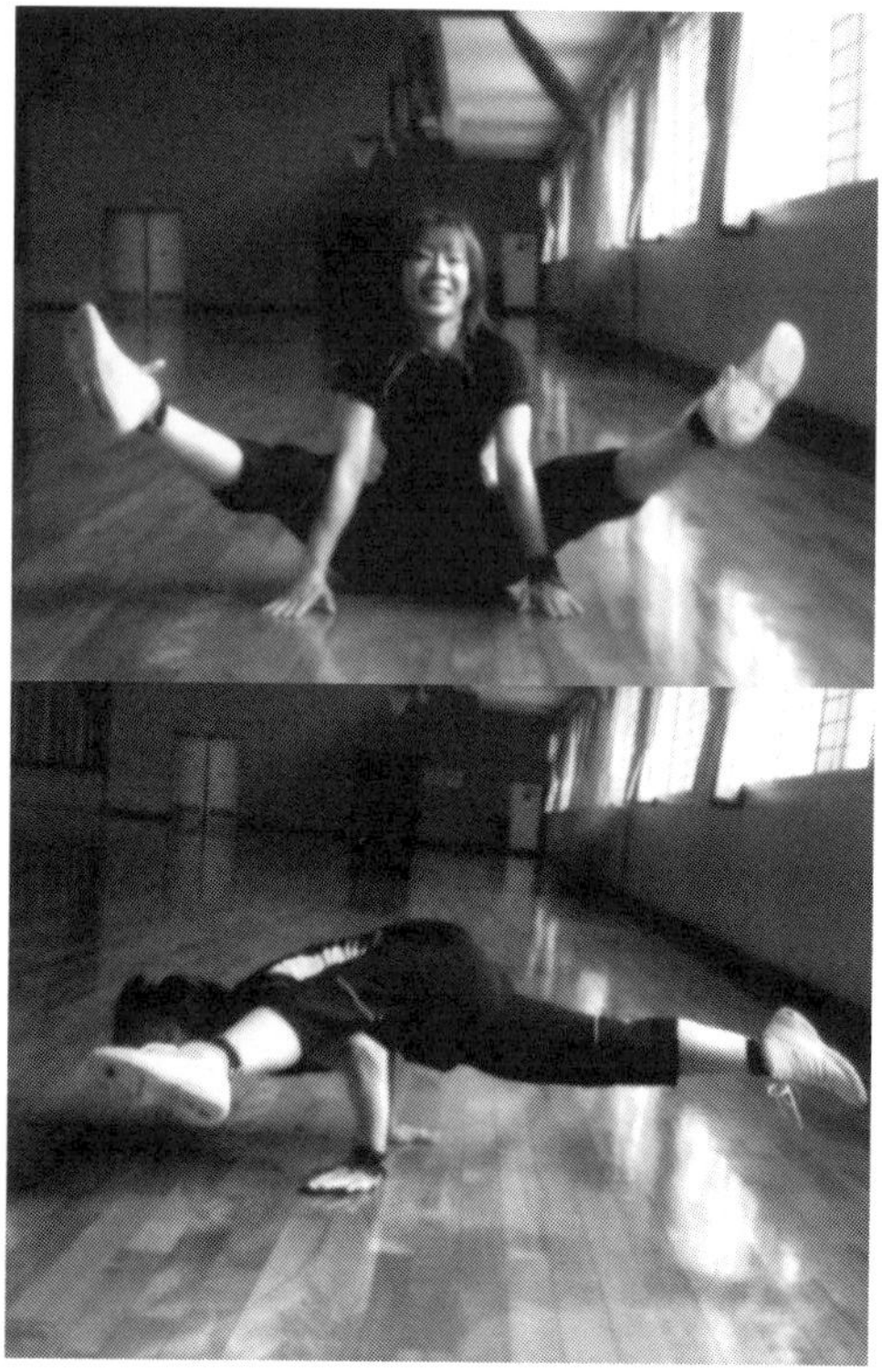

立つのも座るのも苦痛で、這うようにしてやっとの思いで岡山まで受診に来ました。1年後の今は、飛んだり跳ねたり日常生活でも駆けずり回っています。岡山に来るのも楽しくて、ルンルン気分で来ています。

本当に体のありがたみがわかった1年でした。この薬に感謝します。先生に出会ったことに感謝します。看護師さんたちに感謝します。また、家族や出会った方々に感謝します。また、自分の体に過信があった考えを改めさせてくれたリウマチに感謝します。

今の時代、やっと患者さんは主治医の先生を選ぶことができるようになりました。体に負担が少なく安全な薬を選んでくれる先生を探すべきです。わいわいクリニックはアットホームなうえ、同じ痛みを知っている方々が来ているので、情報交換ができることも、とても気に入っています。皆もがんばって!!

＊写真——エアロビックインストラクターをやっていますが、現在、バドミントンに夢中。目標は全日本シニア体操競技選手権出場です！

◎匿名希望女性（埼玉県57歳 発症後3年）

平成24年6月ごろ、右手指のこわばり、右肩痛があり、整形外科を受診しました。レントゲンも撮りましたが、原因不明でした。そのうち左肩痛も現れ、注射、痛み止め、湿布などで治療していましたが、一向に症状はよくなりませんでした。違う整形外科に通い、検査をしてもらったところ、「リウマチ」と診断され、アザルフィジンを処方されましたが、専門医を受診するよう、すすめられました。専門医でも同じアザルフィジンが処方され、追加で痛み止めが出ました。症状はいったん改善し、炎症もなかったので、再び整形に戻りました。平成26年になり、両手首の痛み、CRPが高値になったため、専門医を再受診しました。リウマトレックスの治療を開始し薬の量もどんどん増えていき、さらにレミケードもすすめられました。

治療に対して不安を抱いて、ほかに治療はないのかと本を探していたら偶然に1冊の本を見つけました。それが篠原先生の『リウマチが治った』だったのです。娘にも内容を話し相談しましたが、「えーっ」という感じで信じていませんでした。私は半信半疑でダメもとで、わいわいクリニックの診察を受けました。

治療をしてもらったら予想以上に効果があり、びっくりしています。同じリウマチ専門医でも治療の内容がこんなに違うのかと思いました。先生の本に出合っていなければ、したくないレミケードの治療をしていたでしょう。それをしていたら今頃どうなっていただろうと思うと怖くて仕方ありません。今は動けて幸せです。生活の中でできなかったことがどんどんできるようになり、リウマチであることを忘れるくらいです。

◎FBさん（岡山県71歳 発症後6年）

新薬を始めて1カ月過ぎたころから、手先の痛みから解放され、ごみ袋が括れるようになり、今ではボールペンを持つ手も痛くなく、階段を走って上れるようになっています。笑顔が出て、歩き方が全然違うと言われます。主人と楽しい日々を送り、旅行にもどんどん出かけ、活動範囲

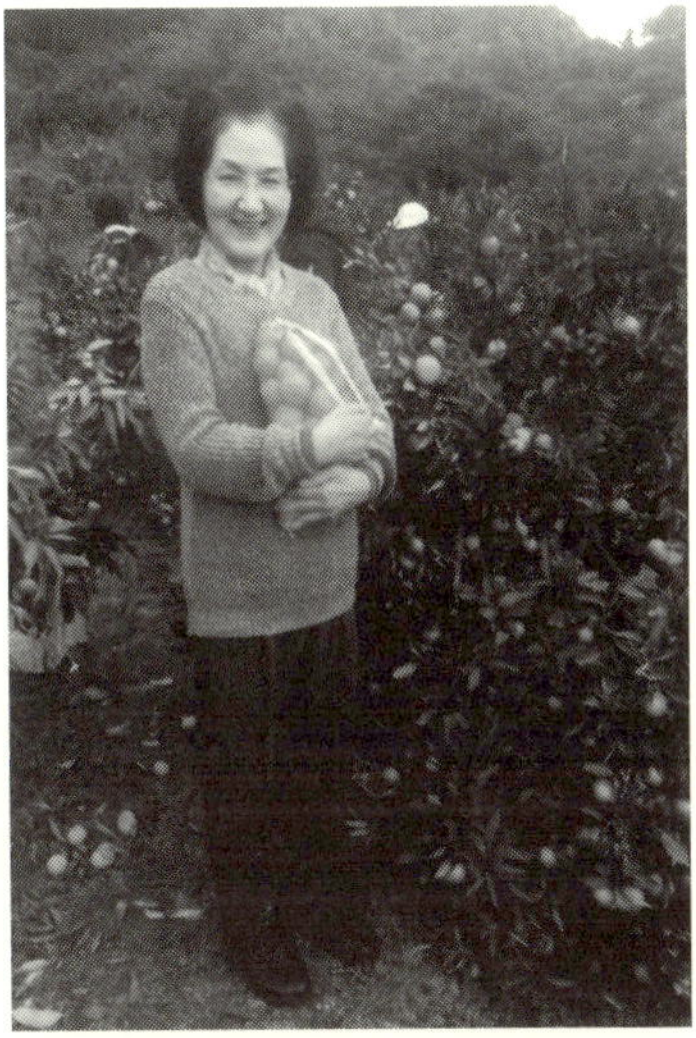

を広げられるようになってきました。
＊写真――家族とミカン狩り。重たいミカンもしっかり持っていられるようになりました。

◎ＹＨさん（岡山県56歳 発症後2年）

以前診てもらっていた病院では、たくさん薬を処方されていました。膝の痛みもあり、その時の主治医は、整形受診を勧めました。受診したところ、「切るしかないです」と言われ続け、怖くなり、知人に相談したところ、「わいわいクリニック」を教えてくれました。まずは、セカンドオピニオンを受けようと受診しました。篠原先生の診察で、私が不安に思っていたことが改善できそうだと感じ、転医を決めました。治療を開始するに当たり、服用する薬も減らすことができ、体調も良くなり、動きやすくなりました。今は、5ミリグラ

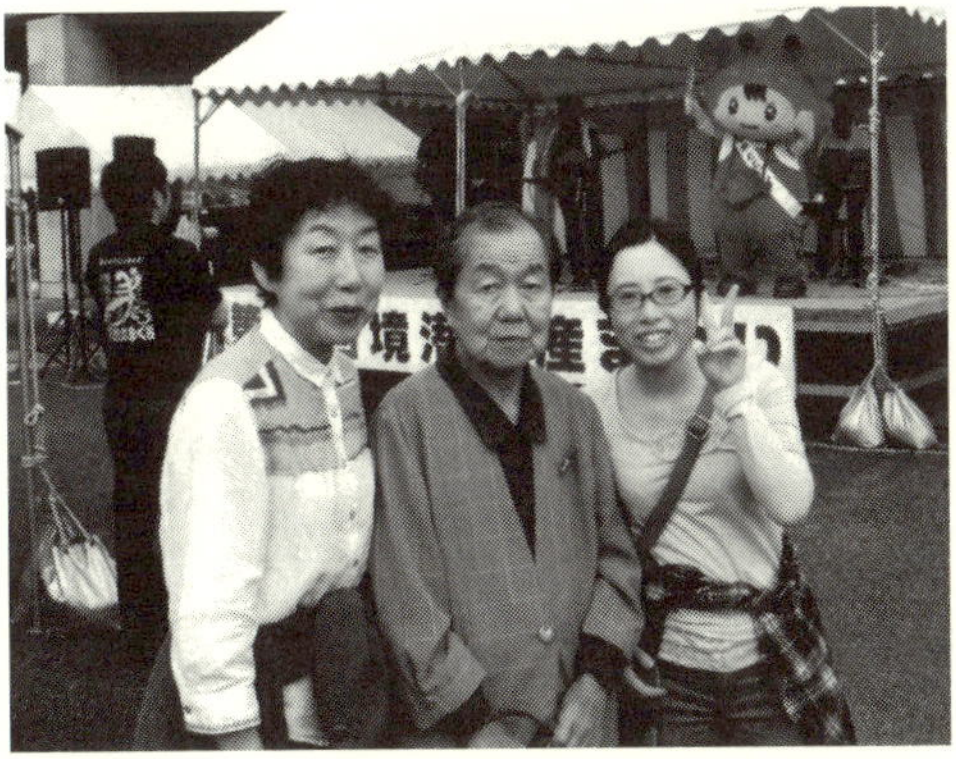

ム服用していたステロイドを3ヵ月で中止でき、リウマトレックスも服用していません。薬を中止しても反動もなく過ごせています。歩くのも早くなり、山陰旅行も母と娘と一緒に行くことができました。

＊写真――発病以来痛みがあり旅行に行く気になれなかったけれど、親子3世代で行くことが実現できました。向かって左が私。

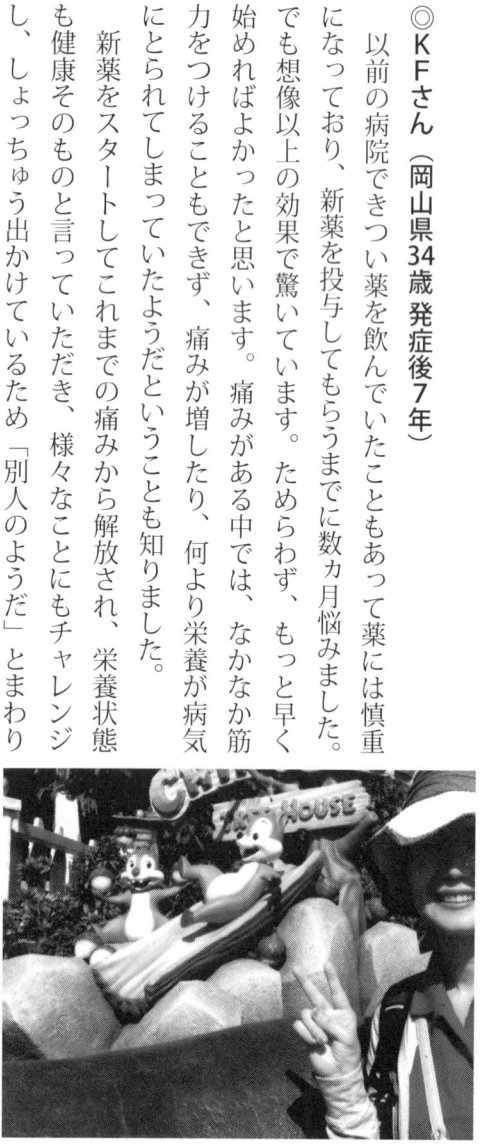

◎KFさん（岡山県34歳 発症後7年）

以前の病院できつい薬を飲んでいたこともあって薬には慎重になっており、新薬を投与してもらうまでに数ヵ月悩みました。でも想像以上の効果で驚いています。ためらわず、もっと早く始めればよかったと思います。痛みがある中では、なかなか筋力をつけることもできず、痛みが増したり、何より栄養が病気にとられてしまっていたようだということも知りました。

新薬をスタートしてこれまでの痛みから解放され、栄養状態も健康そのものと言っていただき、様々なことにもチャレンジし、しょっちゅう出かけているため「別人のようだ」とまわり

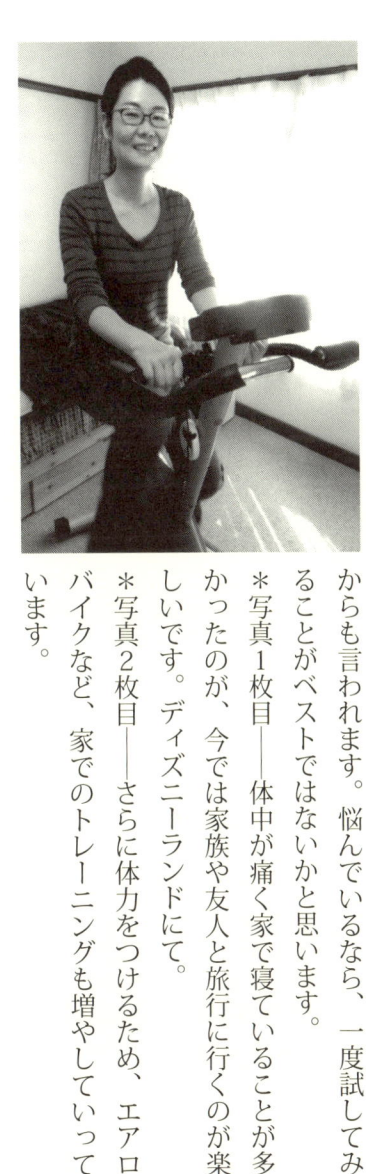

からも言われます。悩んでいるなら、一度試してみることがベストではないかと思います。

＊写真1枚目――体中が痛く家で寝ていることが多かったのが、今では家族や友人と旅行に行くのが楽しいです。ディズニーランドにて。

＊写真2枚目――さらに体力をつけるため、エアロバイクなど、家でのトレーニングも増やしていっています。

◎ＴＦさん（岡山県70歳 発症後14年）

わいわいクリニックに来るまで、別の病院で処方していただいていた薬の副作用で動けなくなっていました。主人もリウマチになり、先に篠原先生に新薬治療をしていただきましたが、驚くほど元気になり、私もお願いしました。歩行困難でしたが、今ではスキップができるようになり、すべてのことに前向きに取り組めるようになりました。明るく元気になったとまわりからも言われます。今後は筋力をつけて、いろいろなことに挑戦したいです。

◉

◎ＭＦさん（岡山県70歳 発症後6年）

妻が通院していたので私もこちらに来ましたが、新薬のおかげで散歩や運動が再びできるようになりました。

＊写真——肘の痛みであきらめていたゴルフ。治療のおかげで、またゴルフを楽しめています。

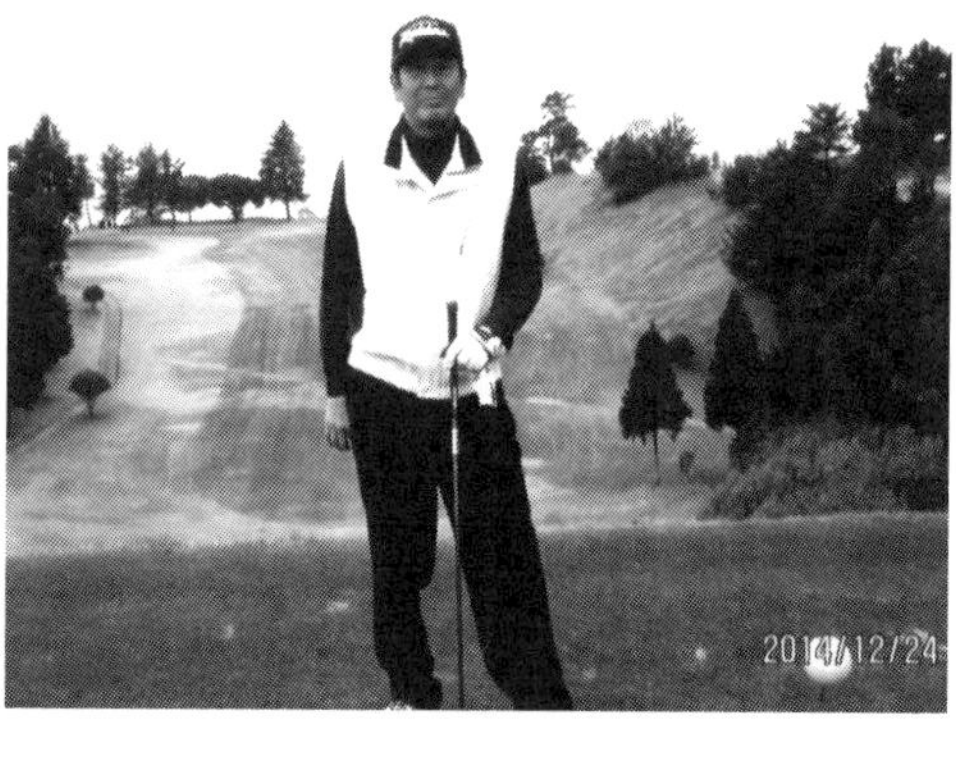

◎ＹＭさん（兵庫県54歳 発症後４年）

今まで人に助けてもらっていたことが自分でできるようになり、逆にいろいろやってあげられるようになりました。これからも、どんどん人のお世話がしたいです。

＊写真——婦人会の大役も任され、趣味も充実し、忙しい日々を笑顔で過ごしています。

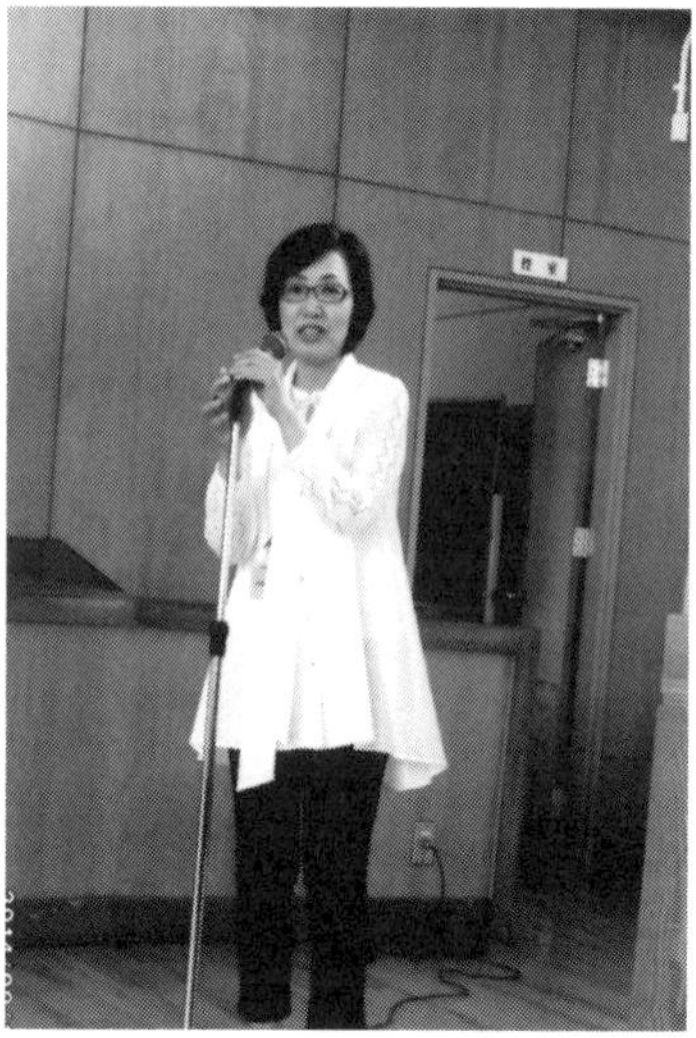

◎ＫＦさん（兵庫県70歳 発症後20年）

痛いのを我慢して一生過ごすのかと思っていましたが、新薬3回目から痛みが軽減し、５回目には１００パーセント改善しました。半信半疑であったが、実際は驚くほどよくなり、今までのつらさがウソのようです。リウマチは一生治らないものと（自分も含めて）思っておられる方は多いと思います。自分にとって、またリウマチ患者にとって、この薬はノーベル賞ものだと思う。一人でも多くの人に伝えていくつもりでおります。

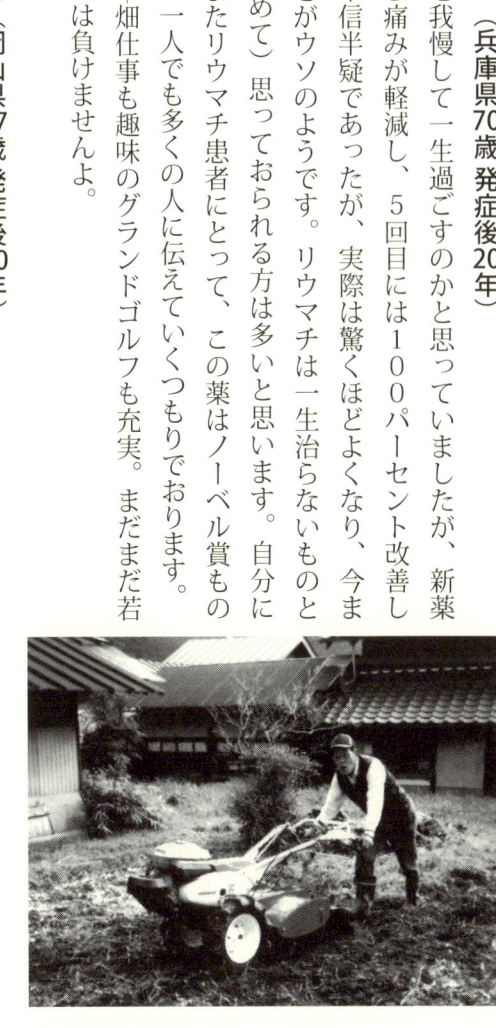

＊写真――畑仕事も趣味のグランドゴルフも充実。まだまだ若い人たちには負けませんよ。

◎ＹＭさん（岡山県67歳 発症後10年）

私は、当初総合病院で処方されていたリウマトレックスを服用していましたが、さらに増量するように告げられ、週に3～４日は倦怠感と吐き気で体を横にする状態が続くようになってしまいました。しばらくすると妻が同様の状態になり、やはり総合病院にかかって治療を受けておりましたが、さらにわるくなり、インターネットで篠原先生のことがわかって著書を購入し、小生

◉も一緒にお世話になることにしました。

ご自身の医療に対する見解にはたいへんな自信ありとお見受け致しました。総合検査データの各項目についてのご説明も、なぜ、この数値が出るのか、どうすれば良いのか等、わかりやすく安心の得られるお話をしていただけます。このような医師は初めてです。

リウマチは早く良い医師を見つけること。一人の医師に固執せず、情報を集め、選び、会ってみて決めてほしい、と皆さんにはお伝えしたいです。

◎YFさん（岡山県46歳 発症後9年）
新薬は、聞いていた通りの効果でびっくりしました。荷物を自分で持つことができるようになり、旅行にも行けるようになりました。だまされたと思って、新薬治療をしてみてください。
＊写真——旅行カバンはいつも持ってもらっていました。今は自分で運べるんです。

◎NMさん（大阪府39歳 発症後7年）
以前の病院でヒュミラを2年ほど続け、急に効かなくなり、

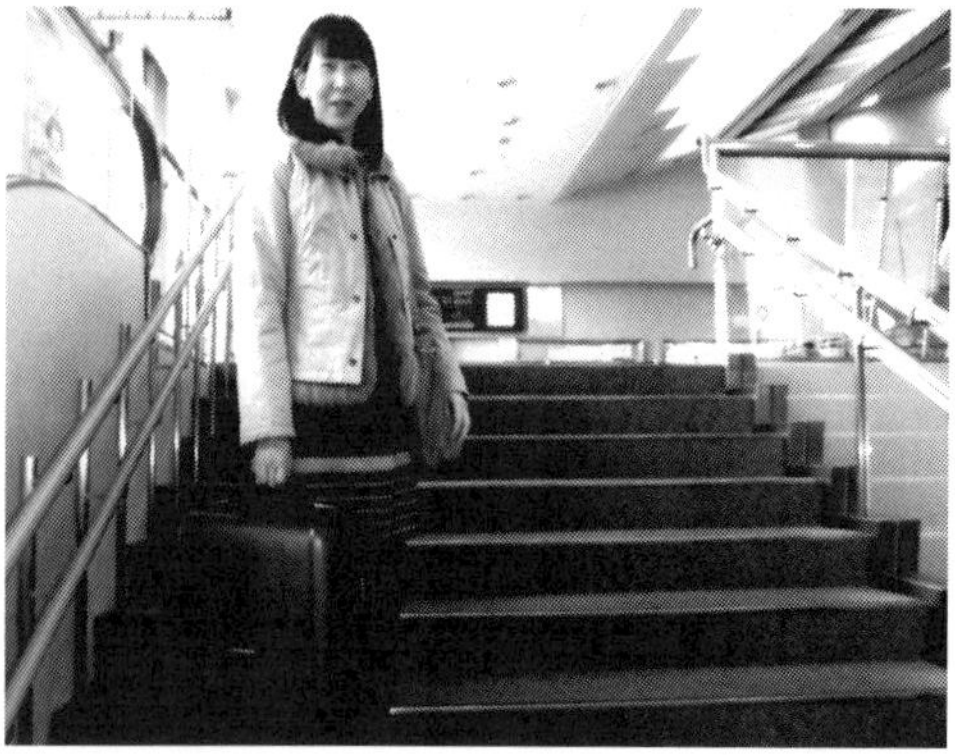

篠原先生のところを受診しました。先生は病気をあまり意識しすぎないよう話をしてくださって、気持ちの持ちようが楽になりました。新薬は1年ほど続けてから効果を感じました。行動的になったことで、前向きな気持ちになれたような気がします。最近イキイキしていると言ってもらえています。

＊写真——以前は痛みも強く、ただ見守ることが多かった子供会。今は役員も任され、子どもたちと一緒にイベントを楽しんでいます。

◎MMさん（岡山県63歳 発症後12年）

私は平成15年よりリウマチの痛さが始まり、どう動いても座薬を入れても痛みは取れず、このままこの痛みと如何に付き合っていこうかと悩んでいました。

以前の病院では投薬のみで、これが当然の治療としていました。ラッキーにも友人から篠原先生のお話を伺い、家にも近く安心してまいりました。先生の口からは今まで聞いたこともない「治りますよ」という言葉に、何か空からポーンと賜った宝物の言葉に聞こえ、平成25年10月から新薬の治療が始まりました。年金生活で少々主人に理解してもらえるのには時間がかかりますが、

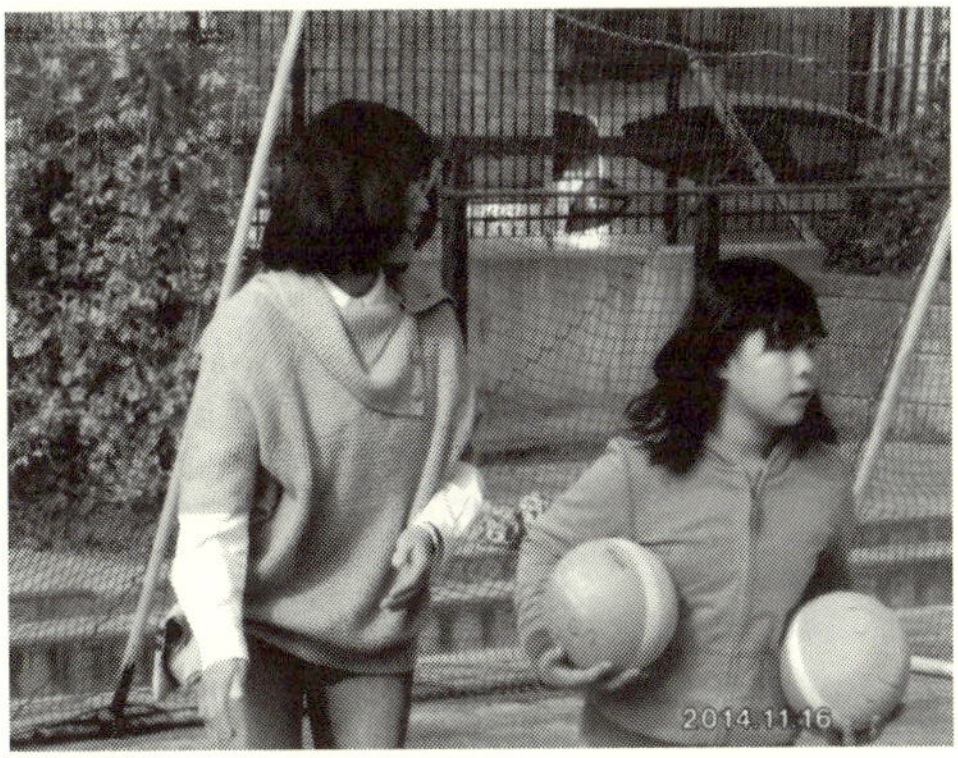

元気になり軽く動いている私の姿は主人の心も動かすでしょう。今は畑でおいしい野菜を植えて、皆さまにおすそ分けをするのが楽しみです。

悩んでいる方に、ぜひ、この治療に出会えますよう祈っています。

◎MMさん（大阪府67歳 発症後14年）

以前は電車に乗っても、すぐ立って降りられないため下車の準備がたいへんでしたが、今はすっと立てるようになり、5～6キロくらい歩けるようになりました。新薬の点滴は平成24年3月より受け、80％以上改善。先生は細かく説明してくださり、ムダな薬を出さないので安心です。
＊写真――治療も順調で病気のことを忘れるくらい良くなり、体も軽いです。

◎YYさん（山口県64歳 発症後13年）

以前リウマトレックスを飲んでいた時には疲れて日中1回は横になっていましたが、今は疲れにくくなり、元気だからと動

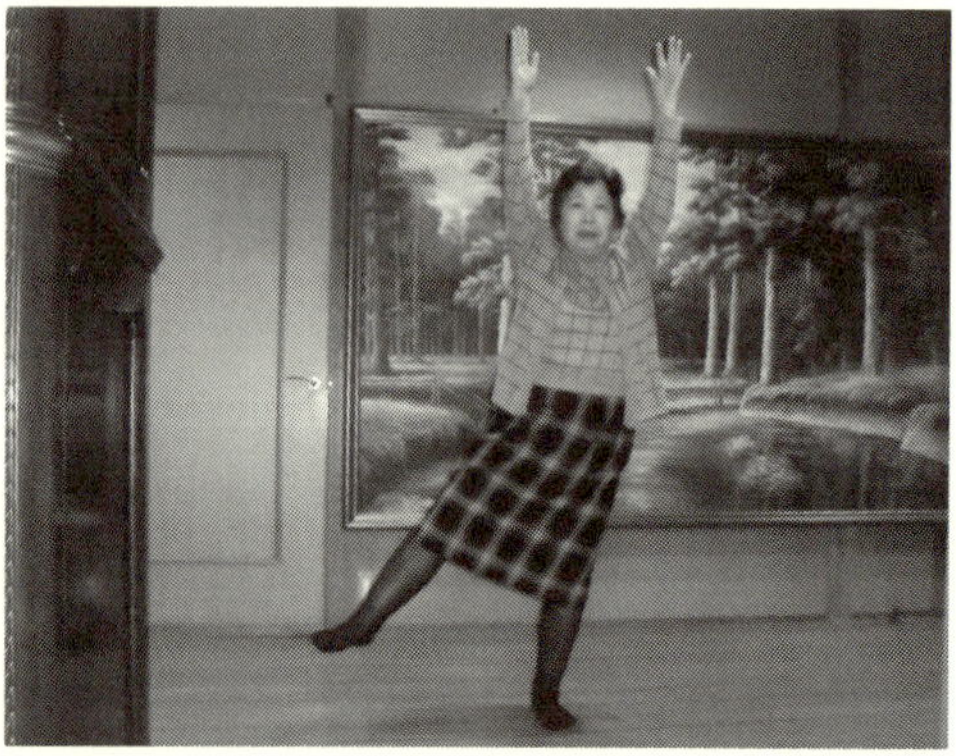

きすぎないように皆から言われています。たくさんの方が新薬の良さを早く感じてほしいです。
＊写真——家人から動きすぎないようにと言われますが、痛みなく動けることに幸せを感じています。

◎SYさん（大阪府 62歳 発症後10年）

3年間大学病院で治療を受けていましたが悪くなる一方で、昨年6月に、わいわいクリニックに転院しました。

治療を始めてから、メトレートを飲んでいたときのようなめまいや脱力感がなくなり、ビンのふたの開け閉めもスムーズにできるようになり、たくさんの洗い物があっても苦にならなくなりました。今は週に3回ジムに通っていますが、帰宅後も疲れが全くありません。体調も良好で、まわりも自身でも「リウマチ？」と言うくらい元気で過ごしています。

昨年までは今後どうしようと不安でいっぱいでしたが、薬もほとんど飲むこともなく、今は何でも出来るようになり、毎日がとても幸せです。悩むより新しい道に進んでよかったと思っています。

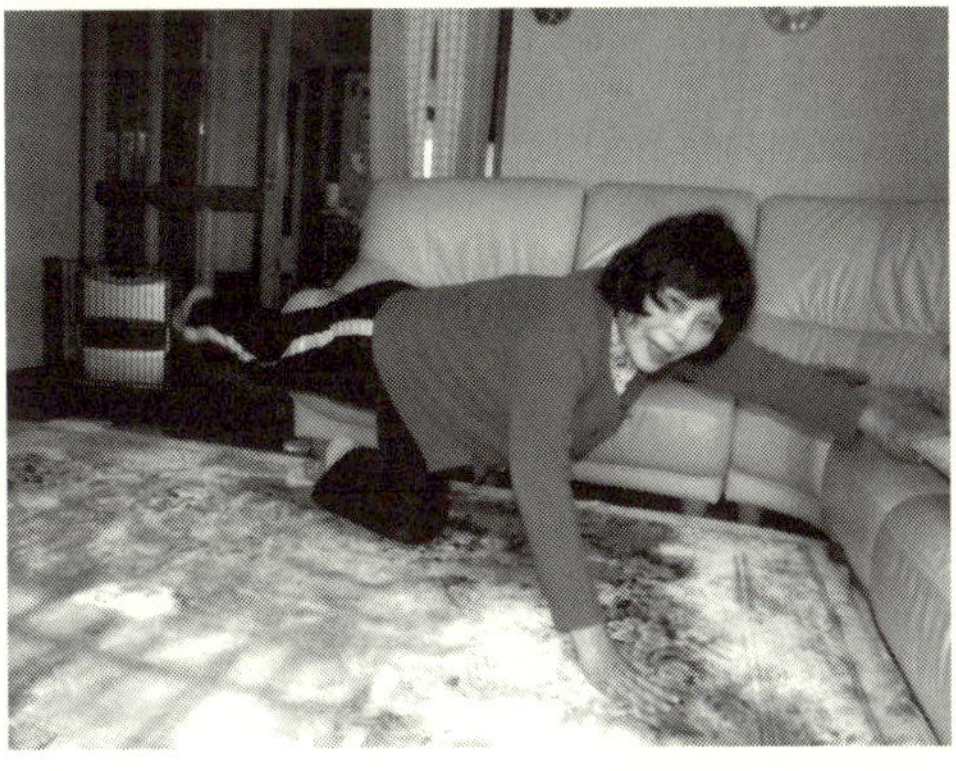

去年、岡山へ来るきっかけをくださった先生の本に感謝するとともに、悩んでいらっしゃるたくさんの患者さんに「勇気をもって」と言いたいです。
＊写真――痛みもなく海外旅行も楽しんでいます。

◎ＴＹさん（岡山県44歳 発症後10年）

全身の痛みで何もやる気が出なかったのが、新薬6回目くらいから外出することが苦ではなくなり、気分が穏やかになって、たくさん笑えるようになりました。歩くのも早くなり、食事もおいしくたくさん食べられるようになり、寝込むことがなくなりました。
＊写真――体中が痛く、歩くのもやっとだったけど、今は体が軽く、この通りポーズ！

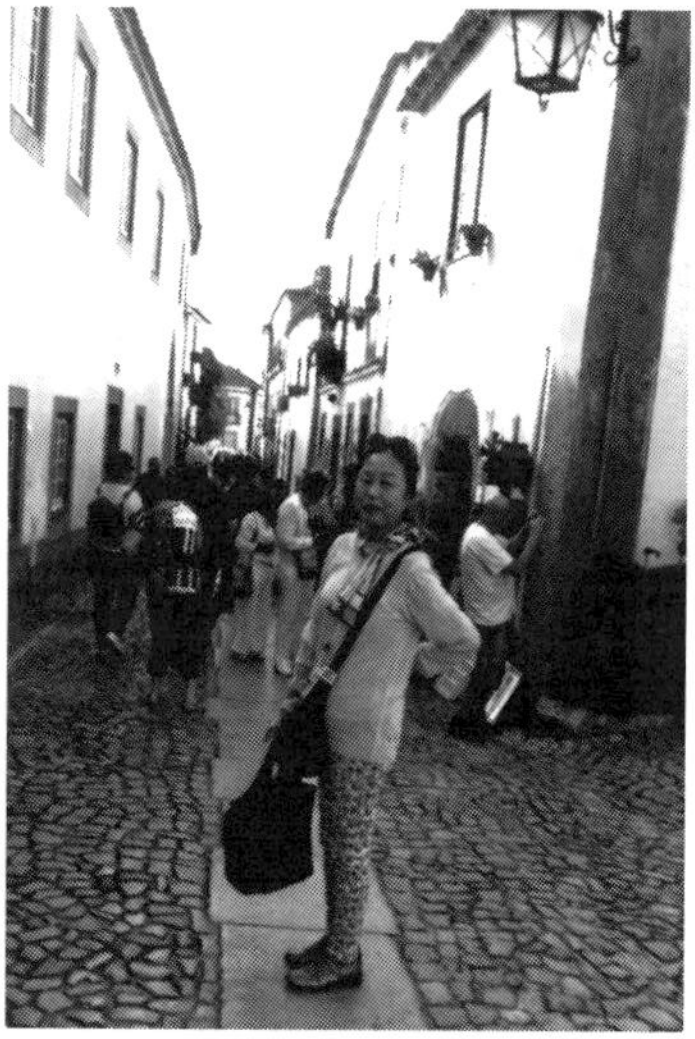

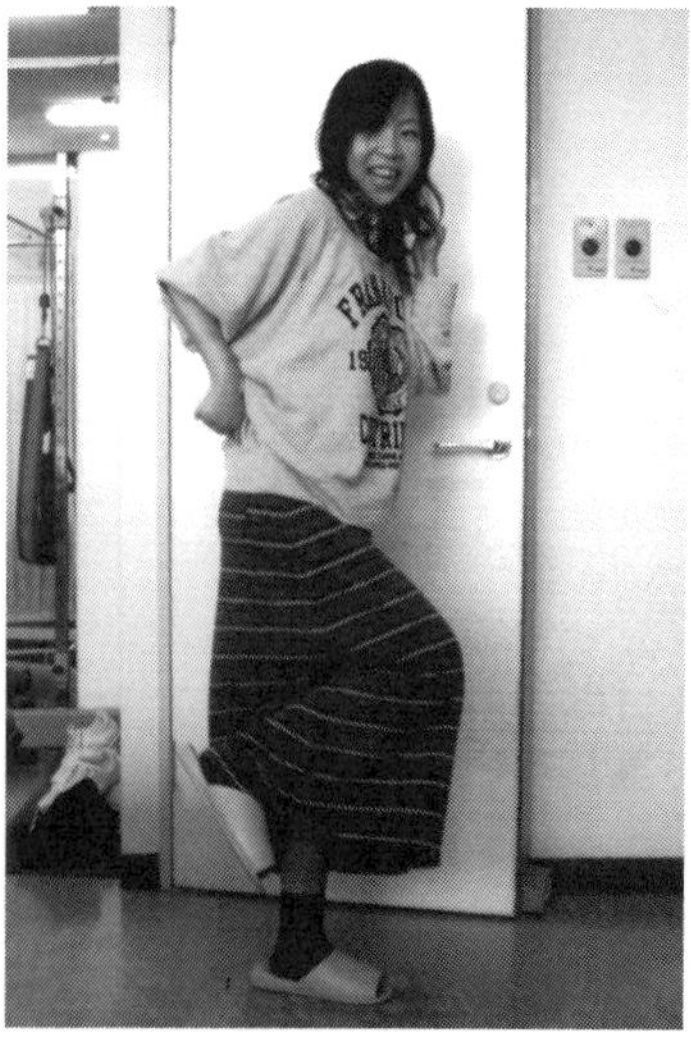

◉

◎EWさん（岡山県70歳 発症後20年）

自力で歩け、指も動くようになりました。先生のところで新薬をやってみて、ほんとうによかったと感じております。

＊写真——夫の支えがないと歩けなかった私。今は支えてもらわなくても歩けます。大好きな花の手入れもできるようになりました。

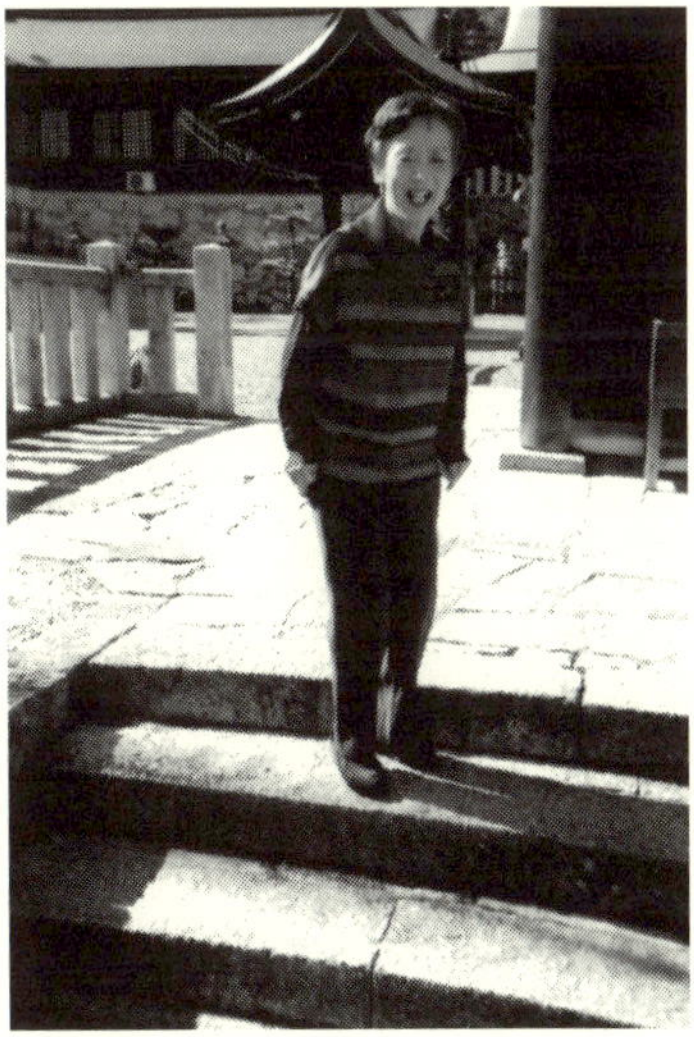

◎匿名希望女性（富山県59歳 発症後15年）

私は、以前から肘・膝・手首・腰が痛く、整形外科へ通院していました。痛み止めの注射と内服を1年ほど続けました。内服のせいか体重が減少し、痛み止めをしていても痛みは増加する一方でした。そんな私の姿を心配して家族がインターネットで調べてくれました。

「こっちの病院へ行ってみない？」と何度も言ってくれましたが、通院するのが大変だと思い、私はあまり耳も傾けませんでした。

1年過ぎる頃、リウマチの検査を受け、リウマチを指摘され、今度は総合病院へ通院となりました。すぐにリウマチの治療として生物学的治療の自己注射を2週間に1回するようになりまし

◉

た。注射のせいか風邪でもないのに微熱が出たりするようになりました。内服の量も増えたのに効果が実感できず、周囲の人からも「あんた、大丈夫？ 別の病院で診てもらったら？」と言われるありさまでした。それでも3ヵ月半は続けました。その間、痛みも改善することは全くありませんでした。定期的に通院して採血の結果もあまりよくなく、不安になりました。

そこで、以前家族が言っていた病院のセカンドオピニオンを受けました。その時に、先生のお話を聞いて改めて今までの治療がどれだけ体に悪影響だったかがよく分かり、その日に治療を開始し、10日ほどしたら、手を使わずに立ち座りができるようになりました。3ヵ月目には、階段を左右交互に足を運べるようになったのです。以前は階段を上がるどころか歩行すら何かの支えがないと痛くてつらい状態が続き、寝返りも痛くて熟睡できませんでした。

今は体育座りなど、できる動作が少しずつ増え、治療の効果を実感できるようになりました。周囲の人からも「最近、調子が良くなったね「前、あんなにひどそうだったのに今は楽そうだね」と言われることも多くなり、ますます治療が私に合っていたと実感しています。

副作用もなく毎日の生活ができ、今思えば、家族が勧めてくれた時点で「こちらの病院で治療を受ければよかったよね」と家族と話しています。

家族と月1回の通院をかねて旅行を楽しんでいます。これからも治療はずっと続けていきたいです。

◎匿名希望女性（岡山県34歳 発症後7年）

リウマチの症状があらわれ、近所にリウマチ専門病院があったので通っていたが、全然よくならなかった。治療に対して不安になり、悩んでいたところ、他県の知り合いの先生に「わいわいクリニック」を教えていただきました。今の自分の状態を、検査データをもとに詳しく話してくださり、治療が適合することがわかり開始しました。

みるみる症状は改善し、ステロイドも止められたのです。転医して治療内容の違いで、こんなにもよくなれるのかと実感しました。最近では山登りもできるくらい体力がつき、道中1200の階段も上がれたのです。治療を始めてほんとうによかったです。

＊写真――趣味の山登りもできるようになり、友達も驚いています。ほんとに元気になれてうれしい！

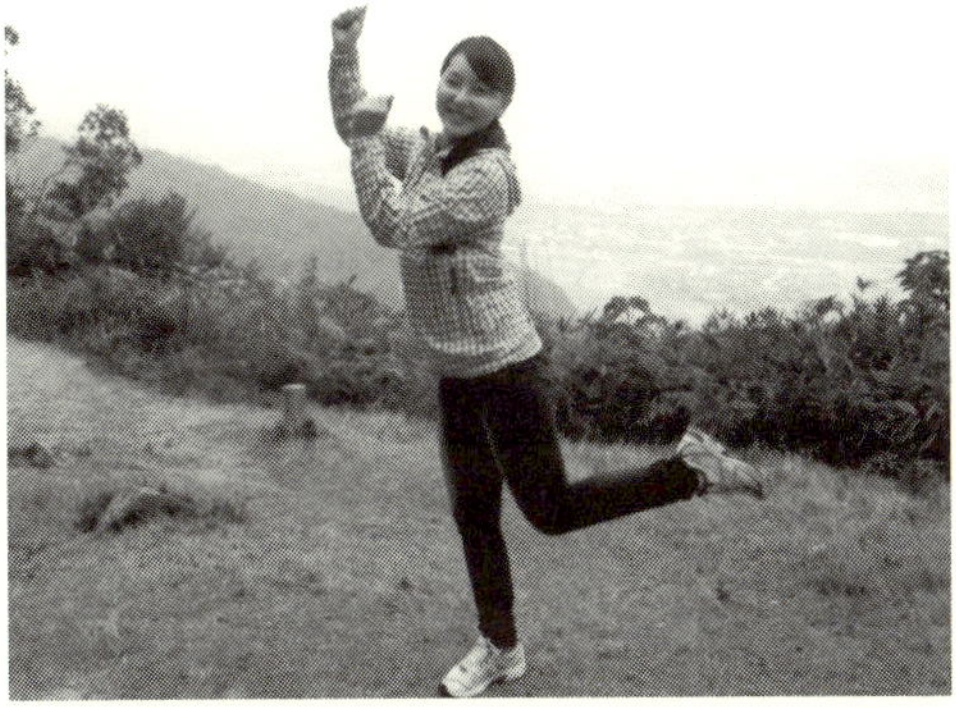

◎MKさん（福岡県65歳 発症後3年）

＊写真――指が痛くてラケットが持てなかったけれど、今では孫の未来《みく》と練習に励めています。ユニフォームも新調し、フットワークも軽々！ 最高のペア、最強のライバル！

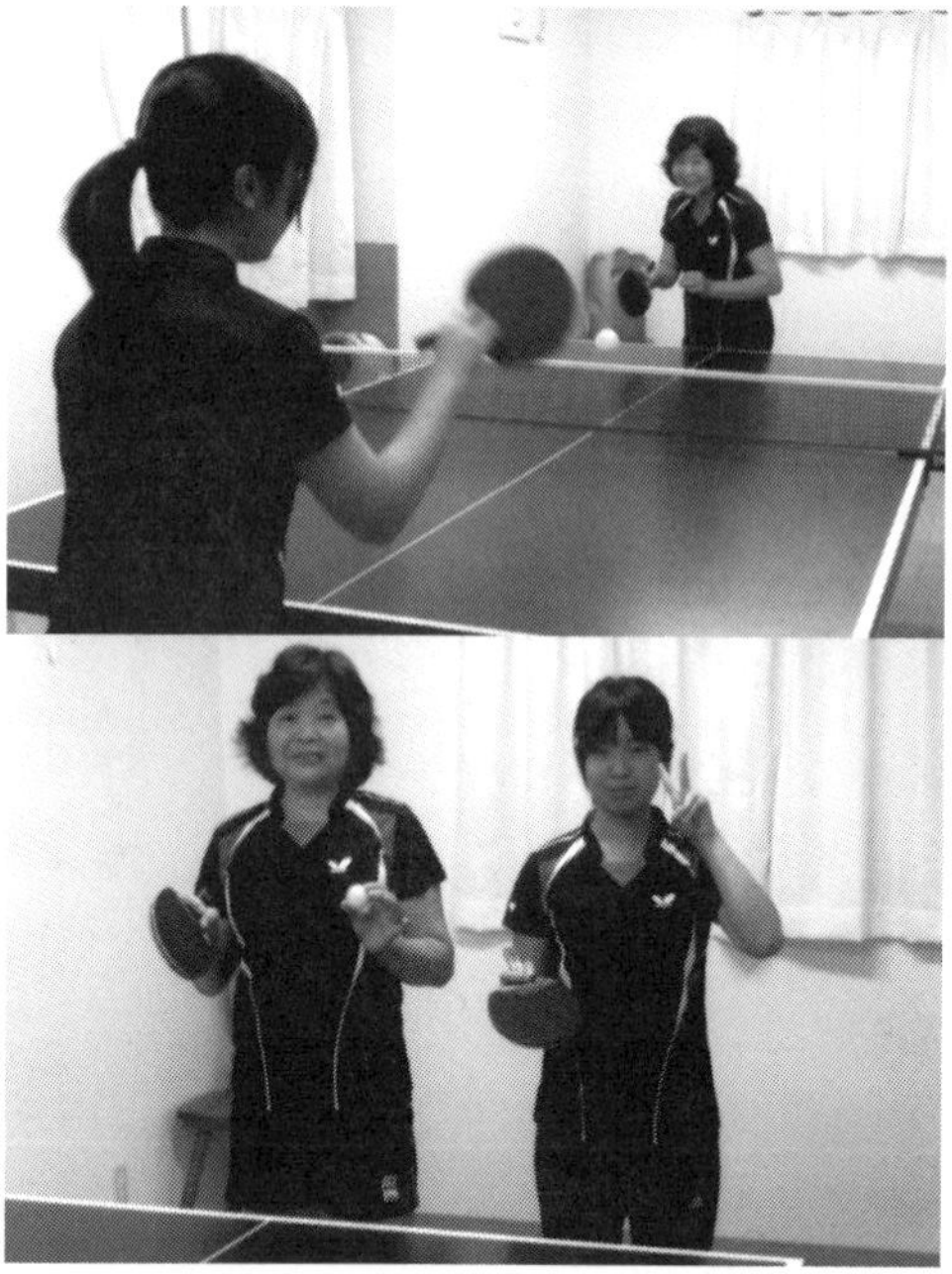

◎MKさん（岡山県43歳 発症後2年）

＊写真――体を動かすことが好きな私。あきらめていたソフトボール、楽しめています。

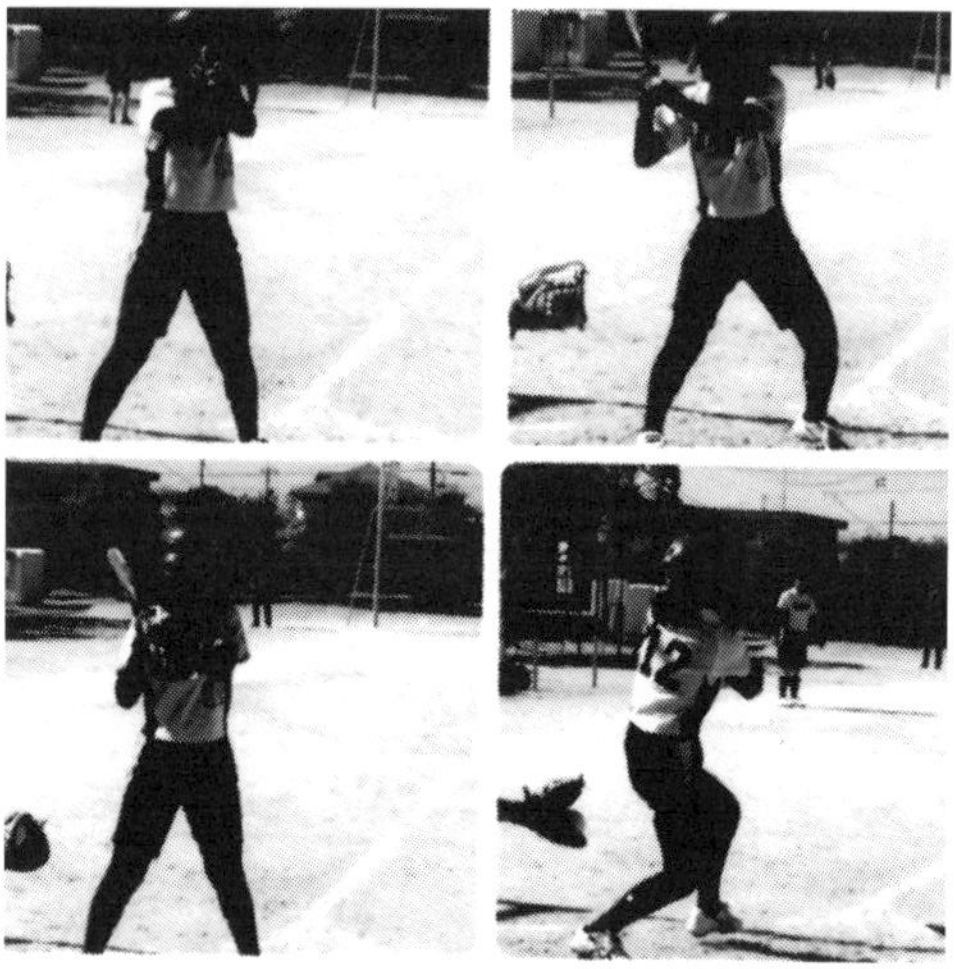

◎KOさん（広島県67歳 発症後1年）

＊写真——新薬での治療後、仕事も日常生活も充実しています。むくんでパンパンだった手足も3ヵ月後には元通り（下の写真）になりました。まわりからは「奇蹟の人」と呼ばれています。

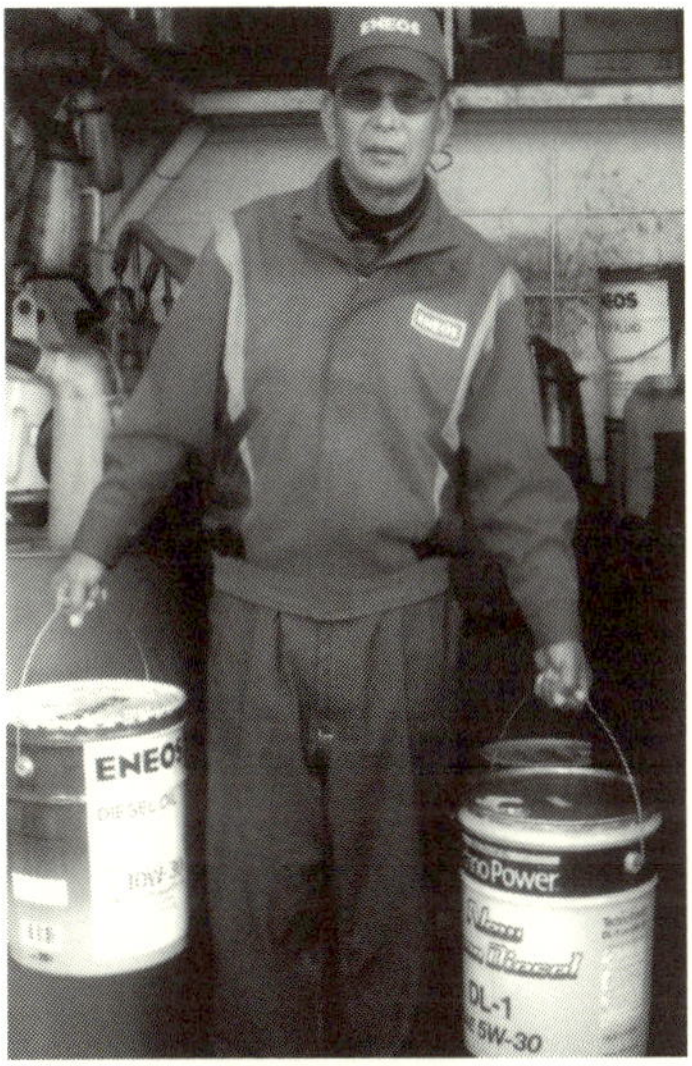

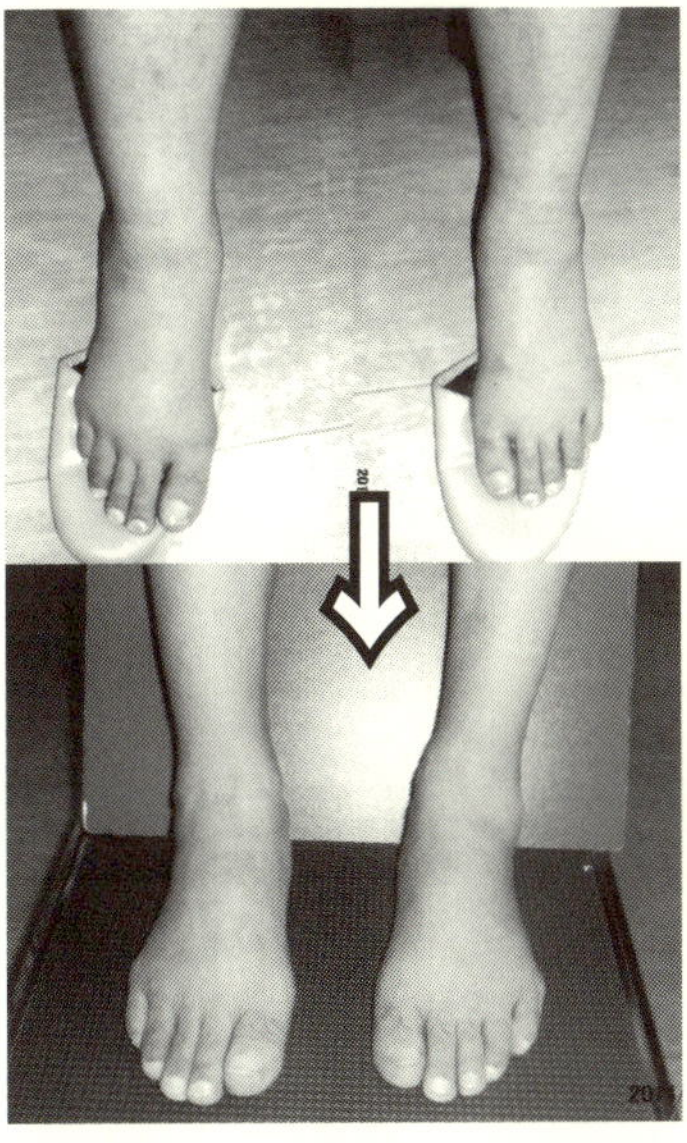

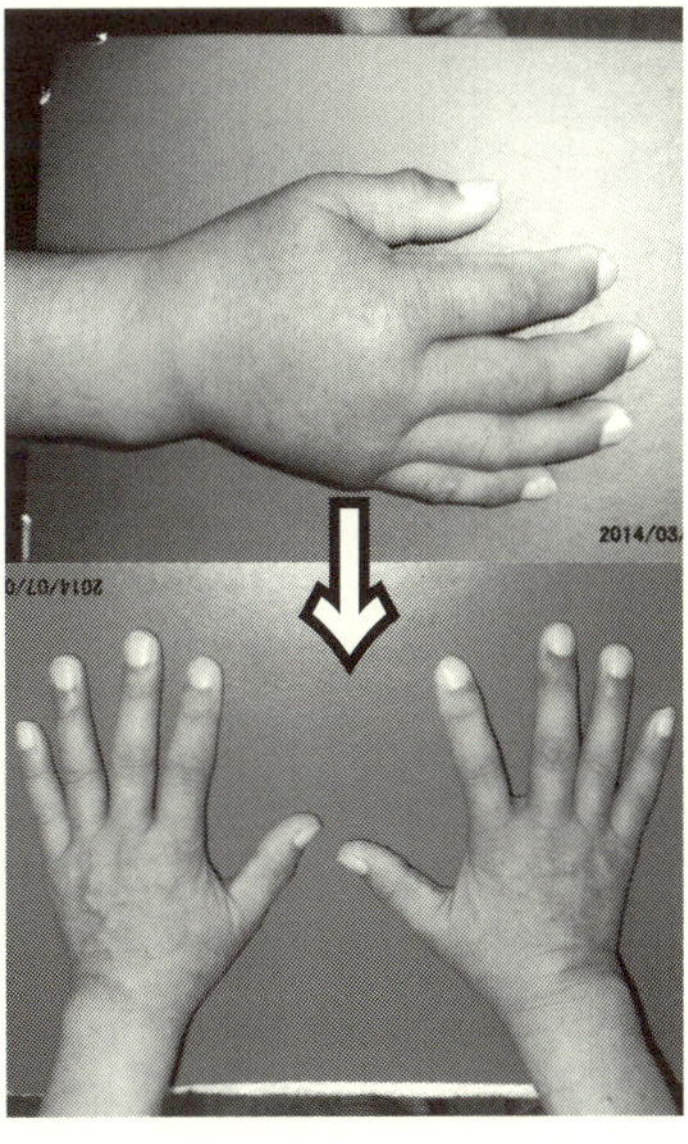

●

◎ＪＮさん（愛媛県60歳 発症後13年）

＊写真――笑顔でお客様をお出迎えできるようになりました。立ったり座ったりもスムーズ。

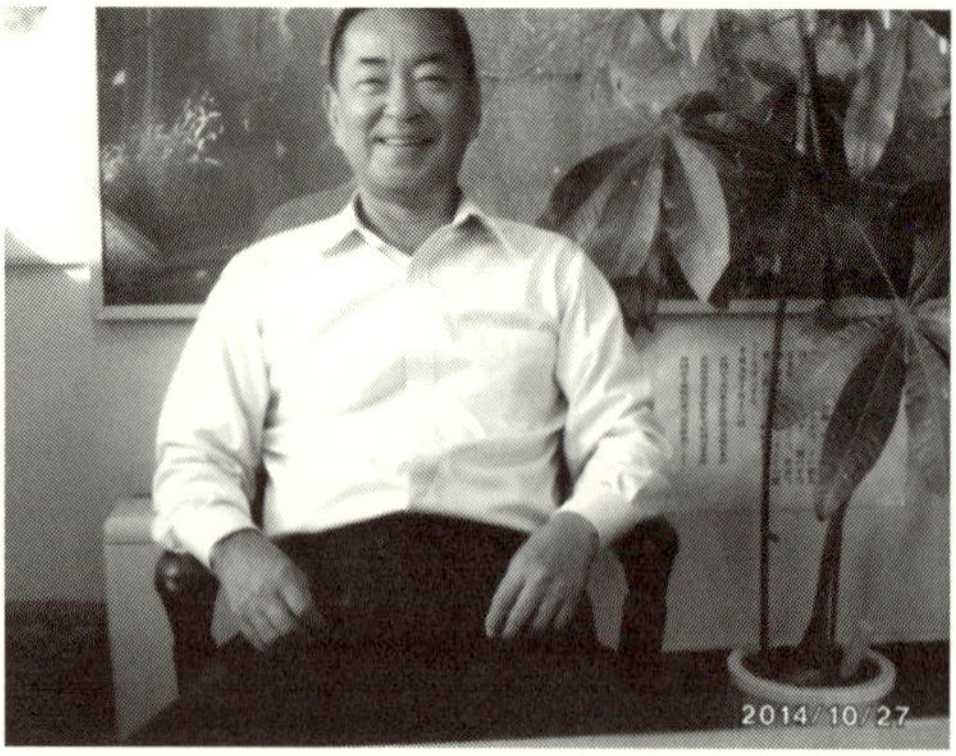

◎ＫＨさん（岡山県67歳 発症後2年）

＊写真――膝の手術もうまくいき、リウマチの治療も順調！片足立ちもできるほど元気になりました。嬉しい‼

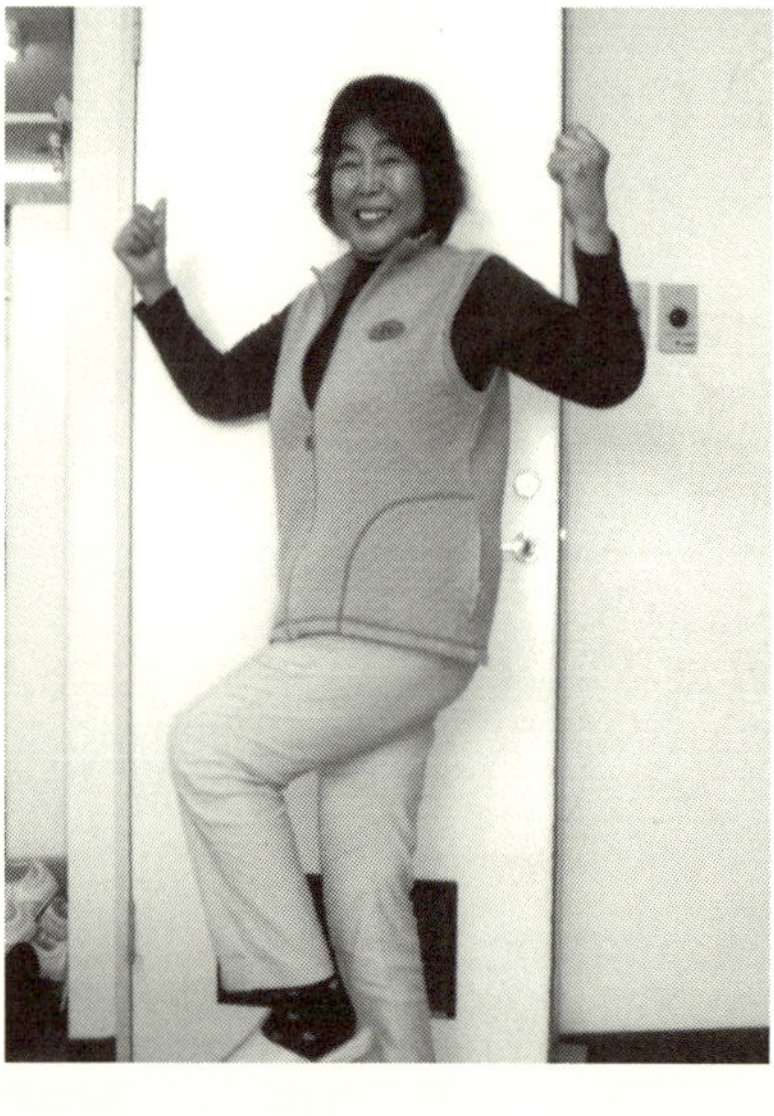

◎**HNさん（大阪府62歳 発症後2年）**

＊写真——肩が上がらず高いところのお皿も取れなかったけれど、今は楽に届きます。自分でできることが何よりうれしいです。

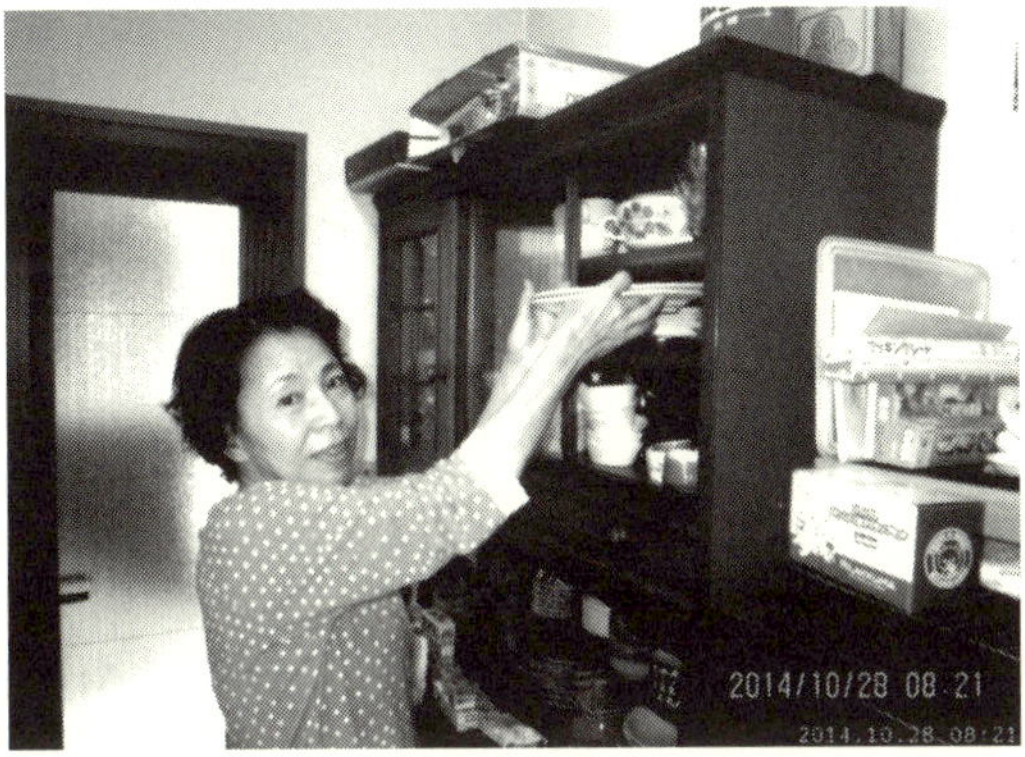

◎**TFさん（岡山県70歳 発症後55年）**

＊写真——夜も痛みで眠れなかった私が、息子たちと海外旅行に行けました。夢のようです。次の目標はイタリア「マルタ島」での22㎞のウォーキングに参加することです。

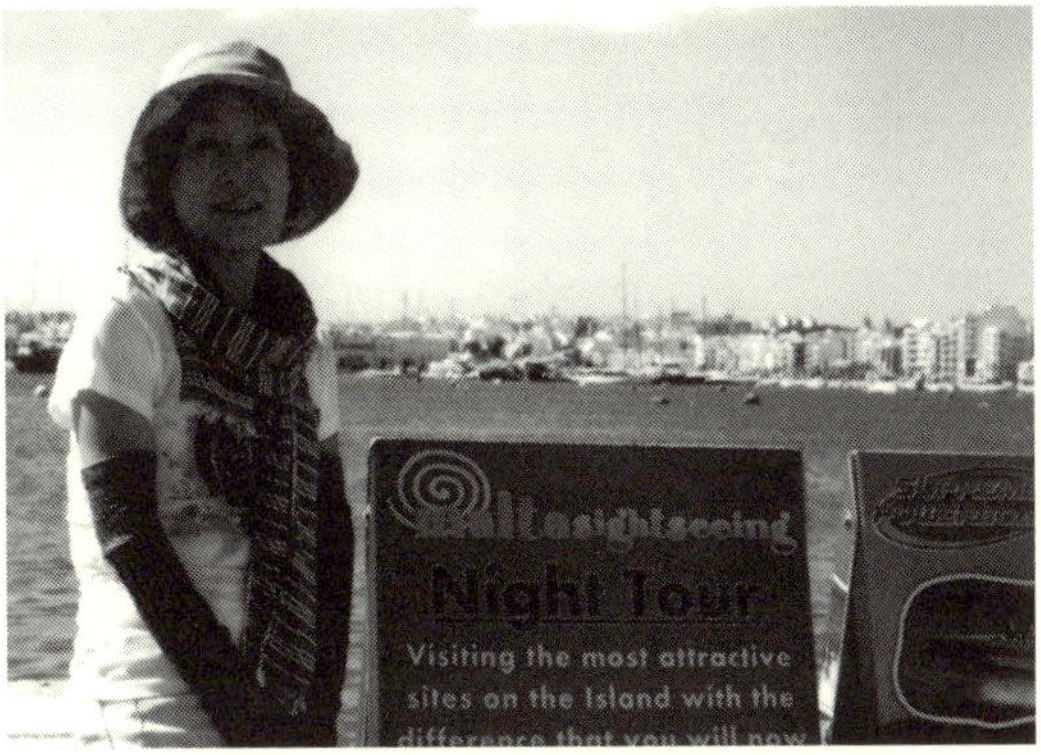

◉

◎HNさん（岡山県67歳 発症後4年）

＊写真——治療も順調に行っています。四国にお遍路も行ったりできるようになりました。今年は初春の風を感じながら走ることができました。

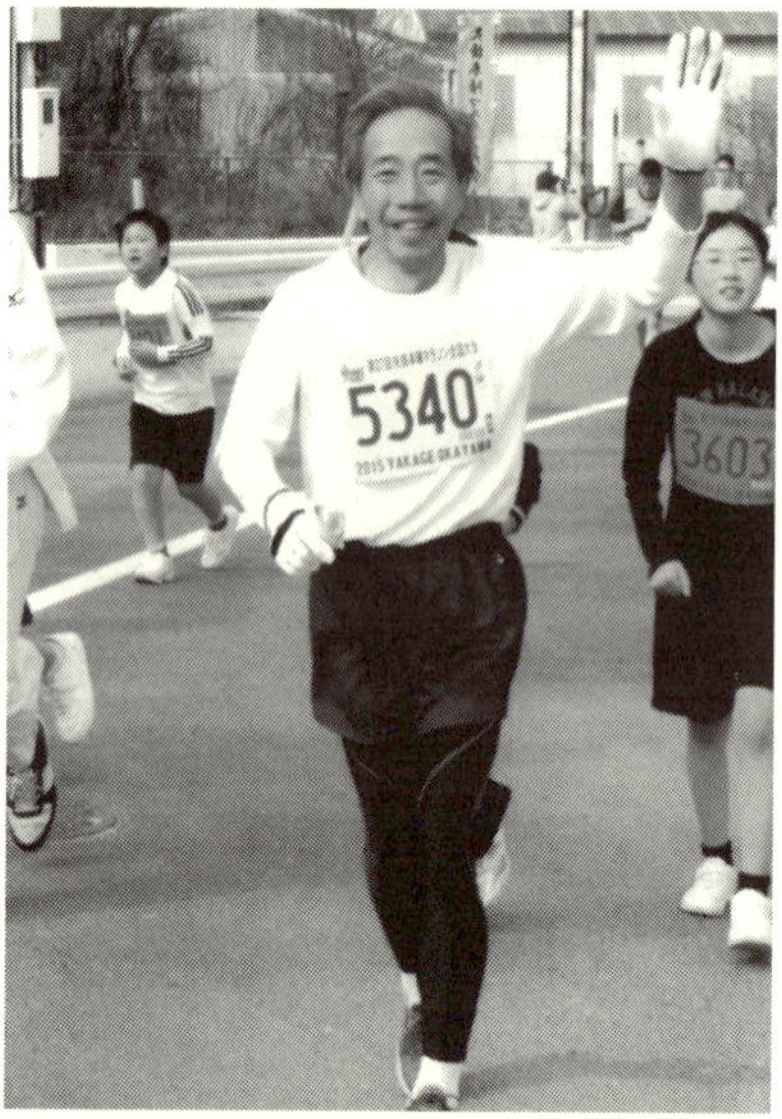

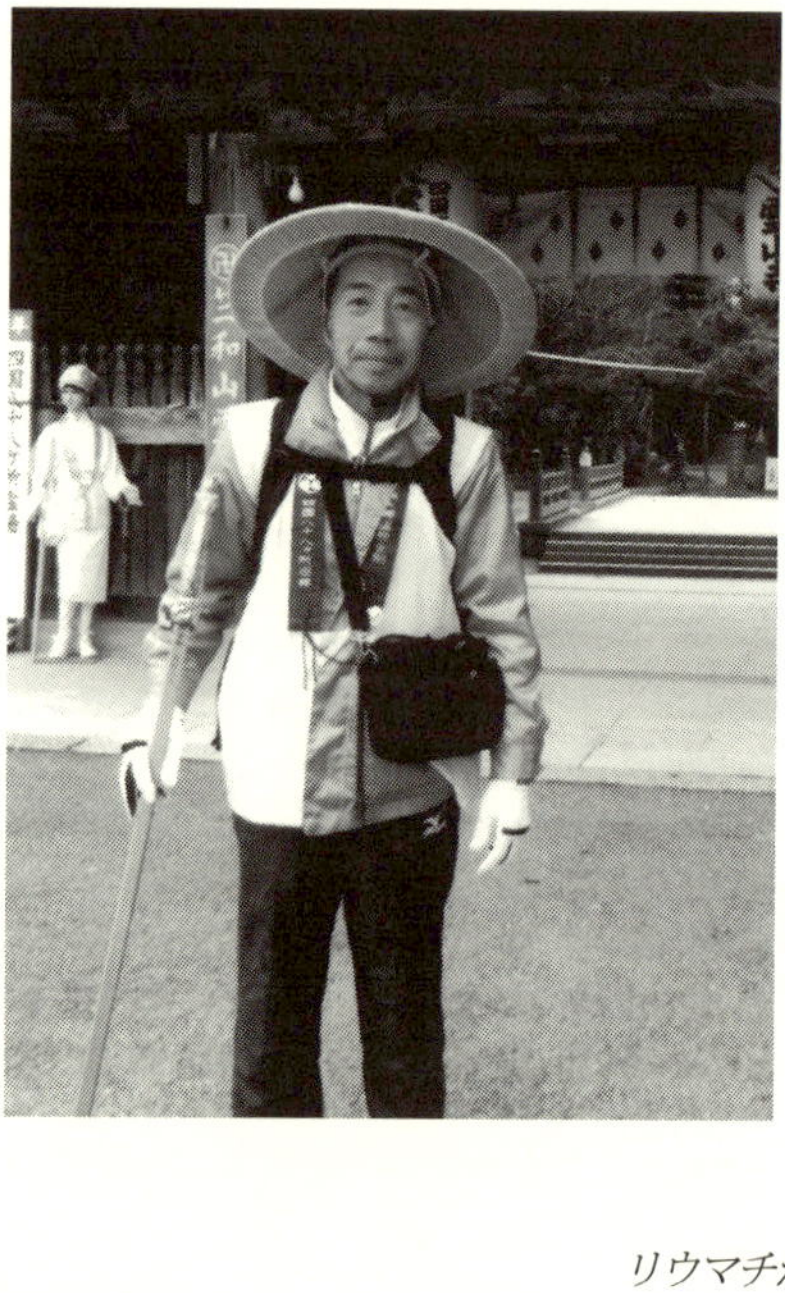

◎ＹＭさん（兵庫県58歳 発症後12年）

＊写真――着付けもできるようになりました。帯もきれいに結べます（着付け教室にて）。

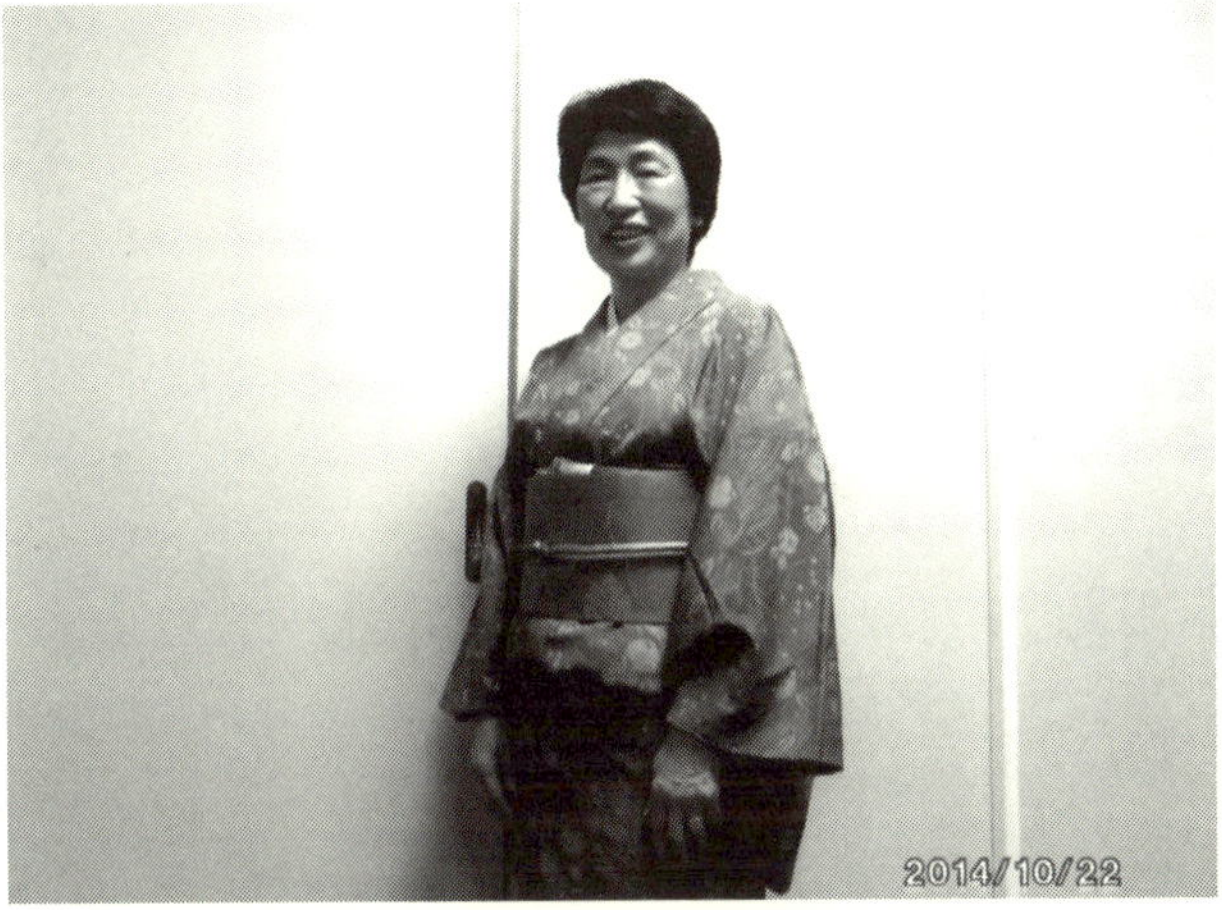

◎ＹＭさん（岡山県66歳 発症後４年）

＊写真――肩の痛みもなくなり、力のいる布団干しもできるようになりました。

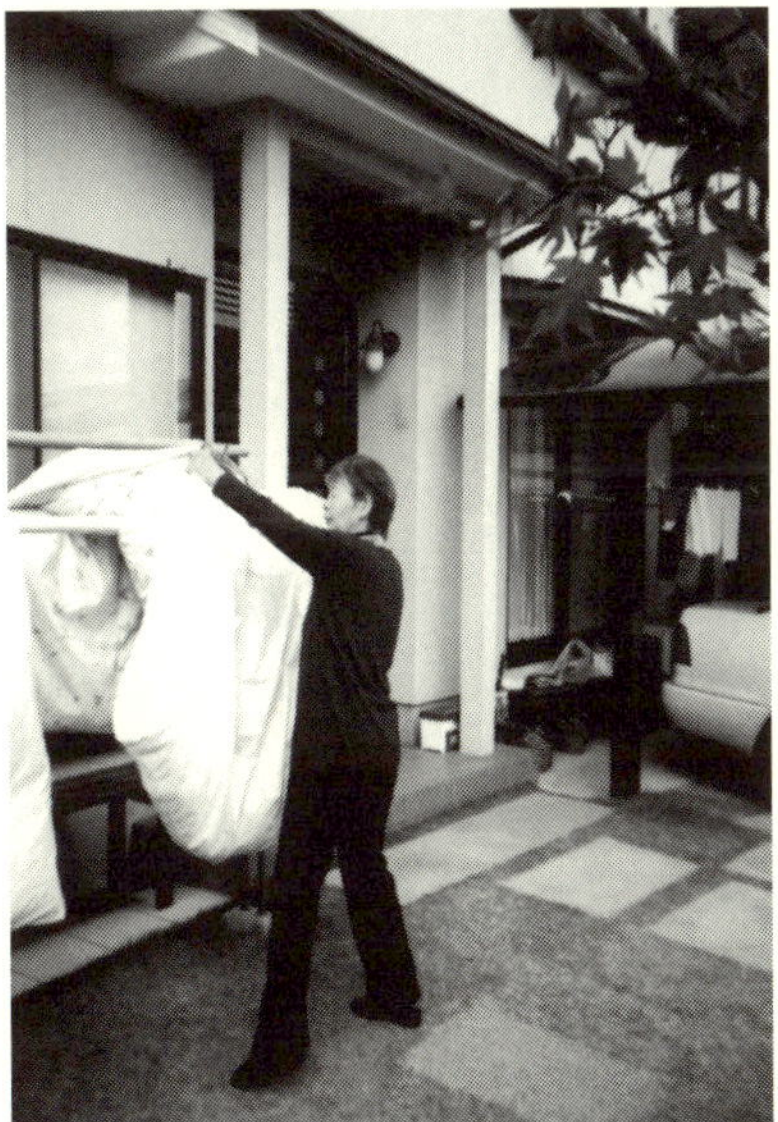

◎TMさん（岡山県65歳 発症後10年）

＊写真――新薬のおかげで痛みが止まり、仕事も充実し社会貢献でき、今回「瑞寶單光章」をいただくことができました。

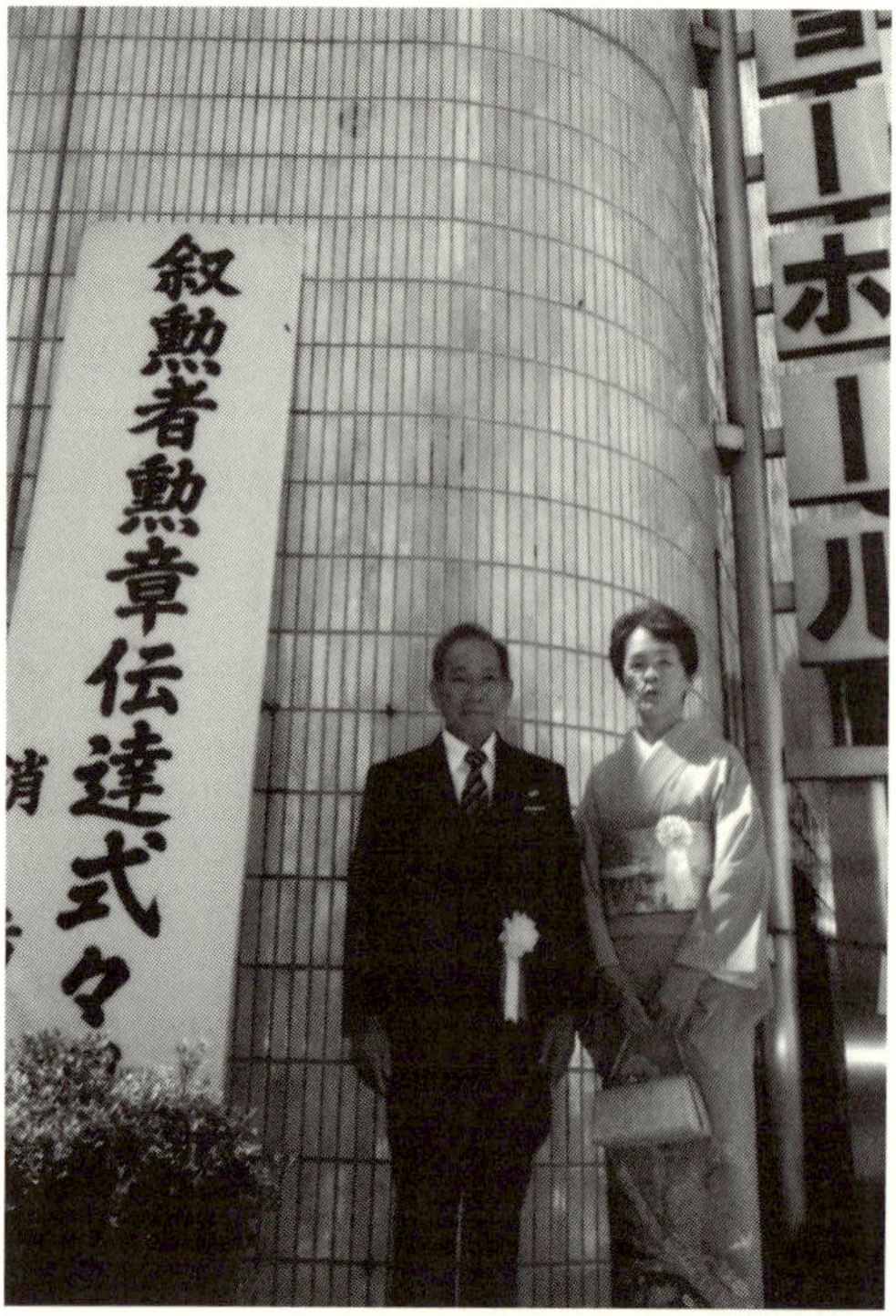

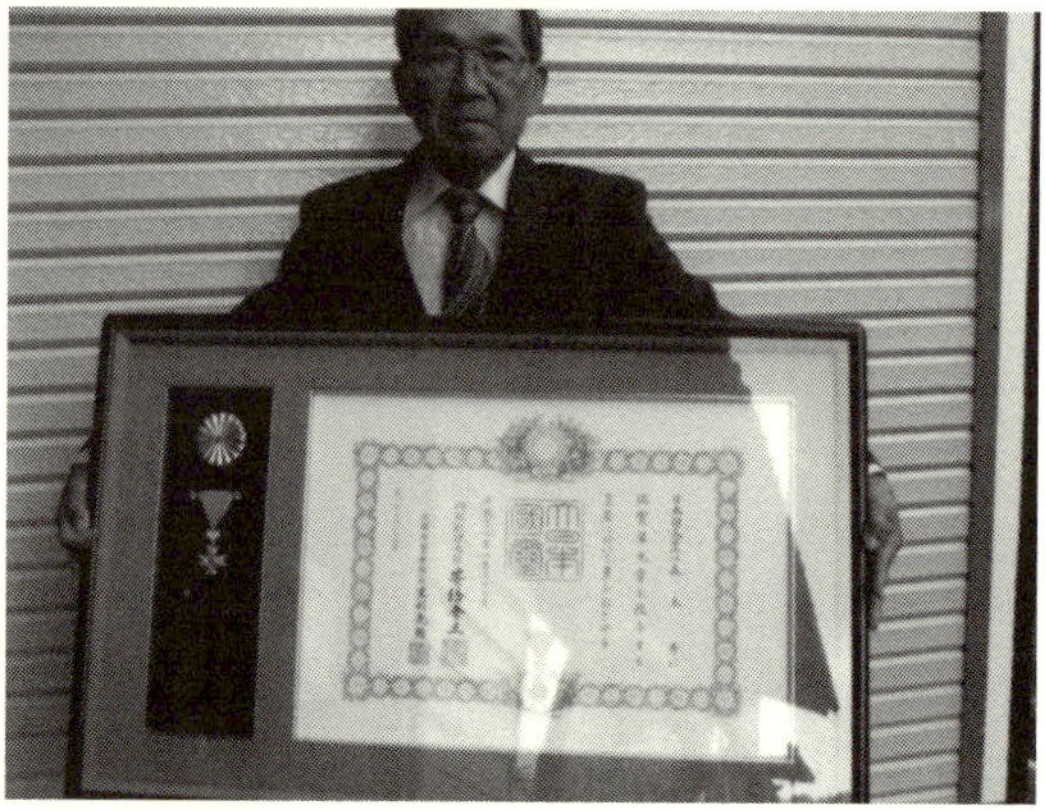

◎MYさん（鹿児島県63歳 発症後6年）

＊写真――来院時は松葉杖を2本使ってやっと歩いていましたが、今は1本で充分歩けます。指先にも力が入るようになり、牛乳パックも開けられるようになりました。

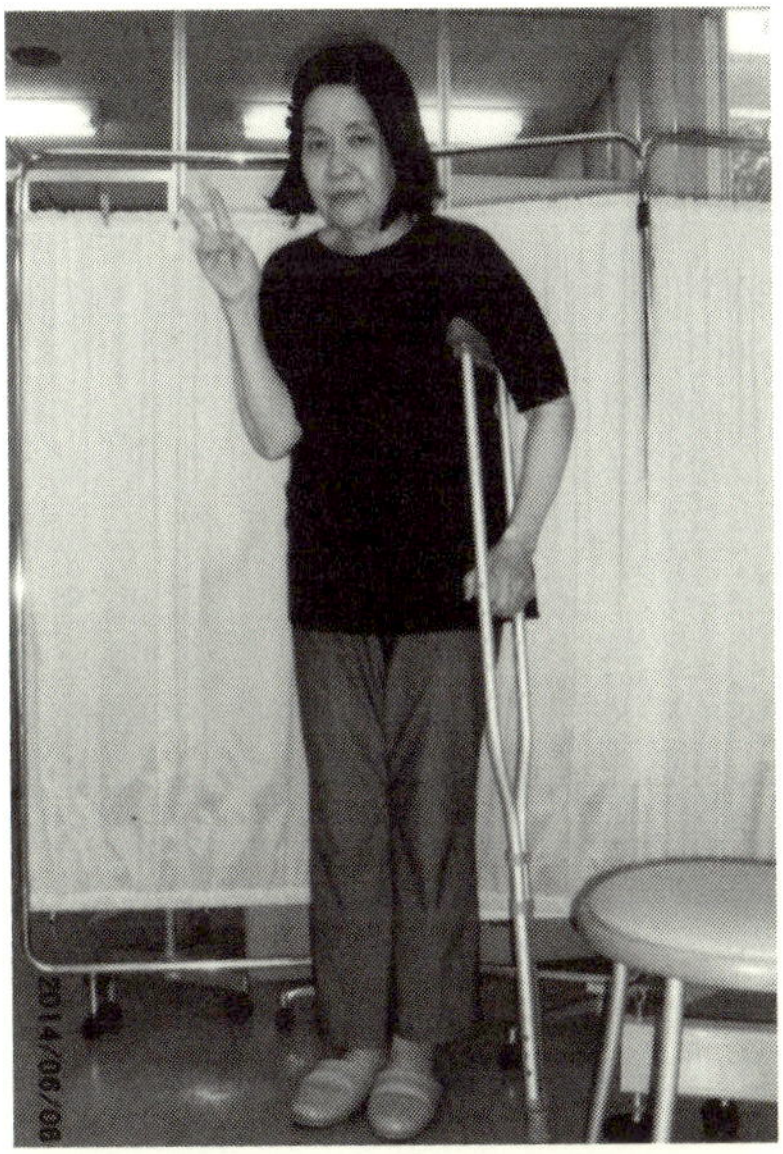

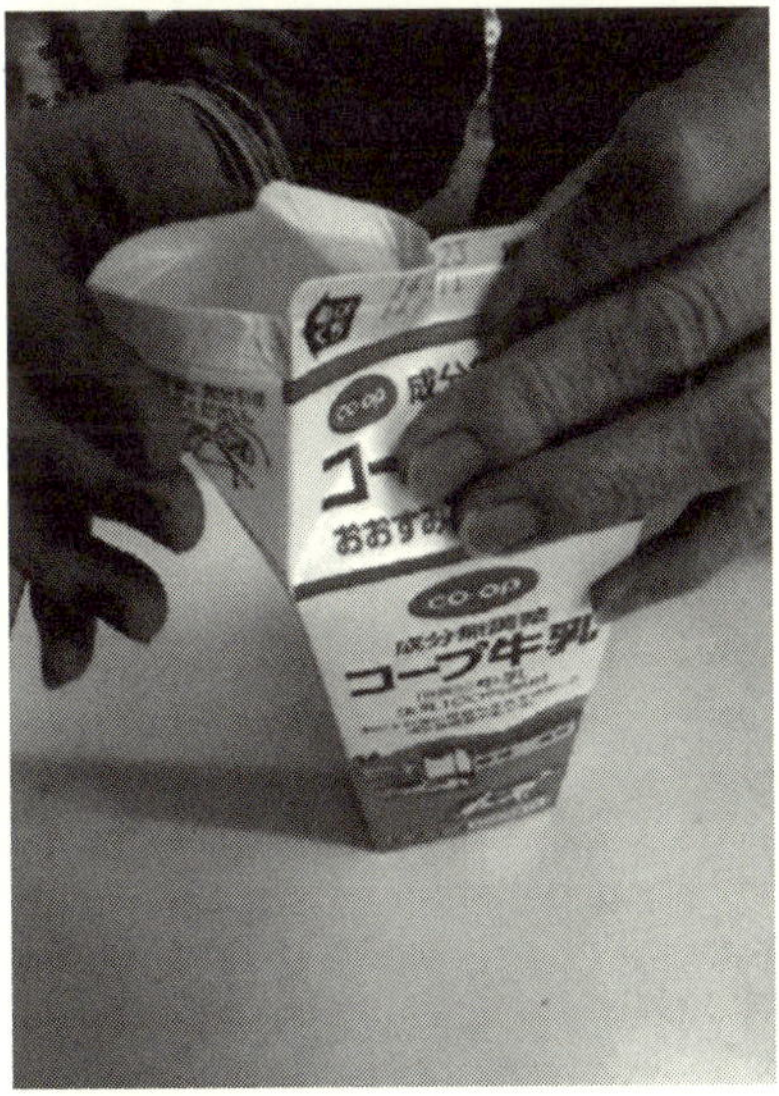

●

◎KUさん（岡山県64歳 発症後2年）

＊写真――挙がらなかった手が挙がるようになって、パワー全開です。

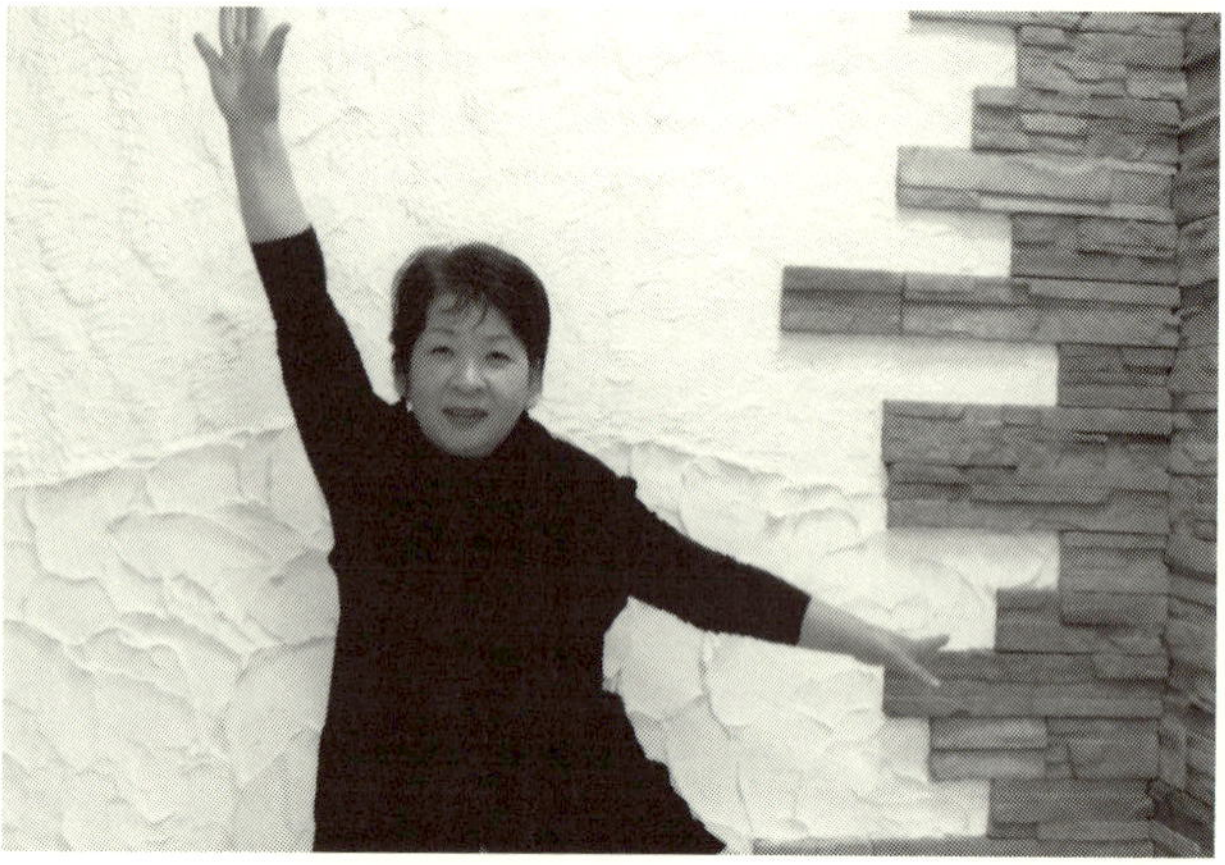

◎HYさん（広島県74歳 発症後2年）

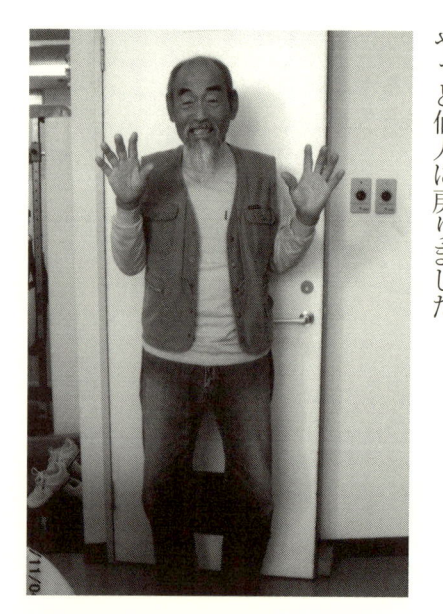

＊写真――寝たきりに近かった私が、こんなに元気に!!　山の中のひとり暮らしも楽々です。やっと仙人に戻りました。

◉

◎MFさん（岡山県73歳 発症後9年）

＊写真――歩けなかった私がこんなに歩けるようになりました。体力もついて片足があげられるようになりました。

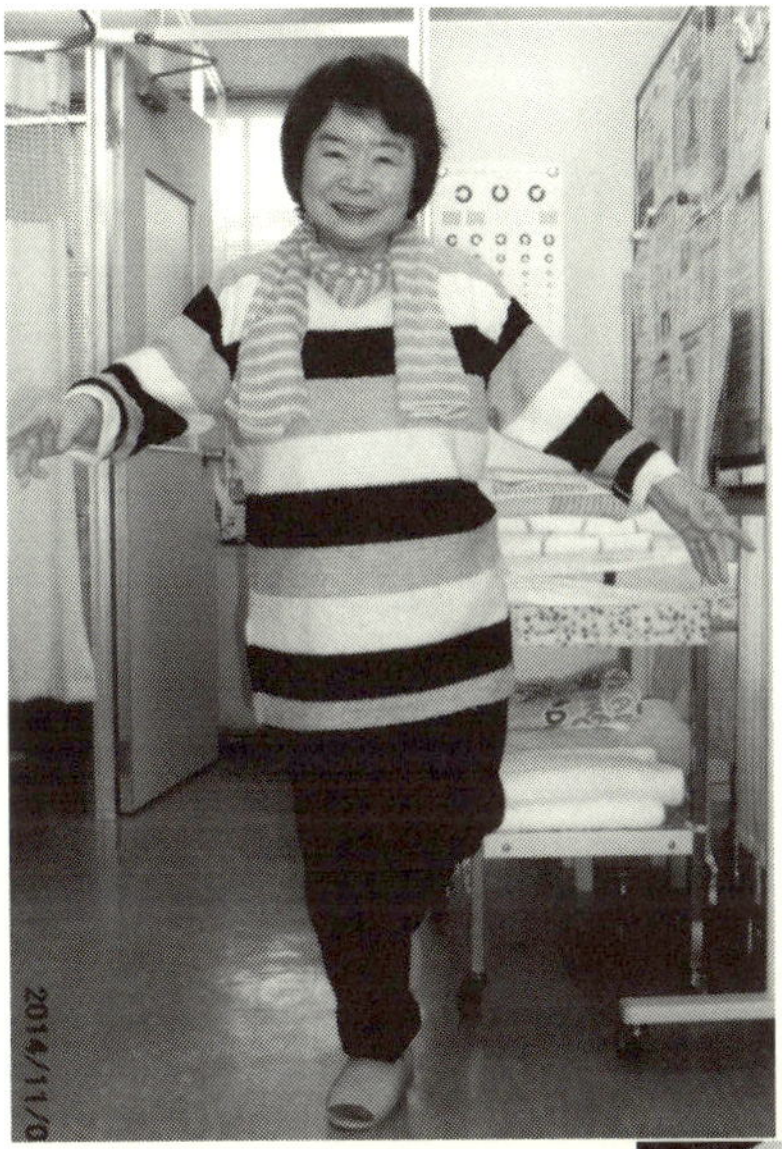

◎TSさん（岡山県61歳 発症後20年）

＊写真――指に力が入るようになり、やっと植物に水やりが思う存分できるようになり、うれしさもひとしおです。

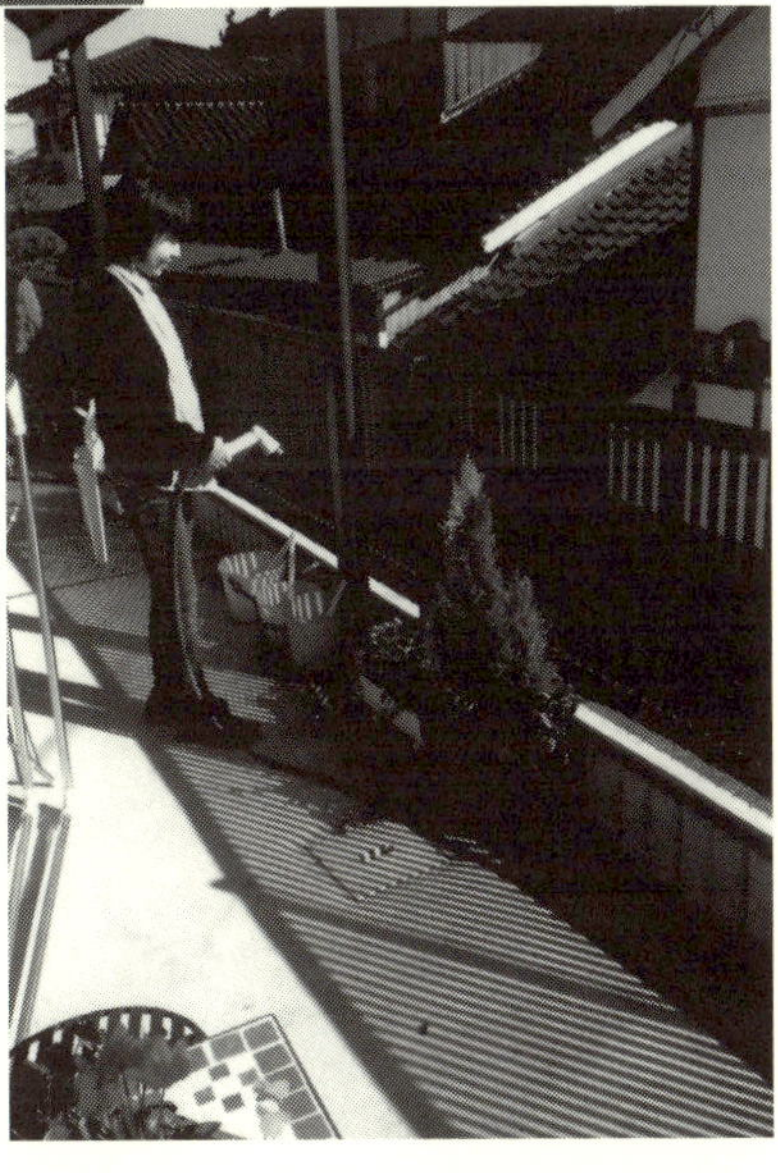

◉

◎ＭＹさん（広島県80歳 発症後9年）

＊写真――毎日が楽しく過ごせています。

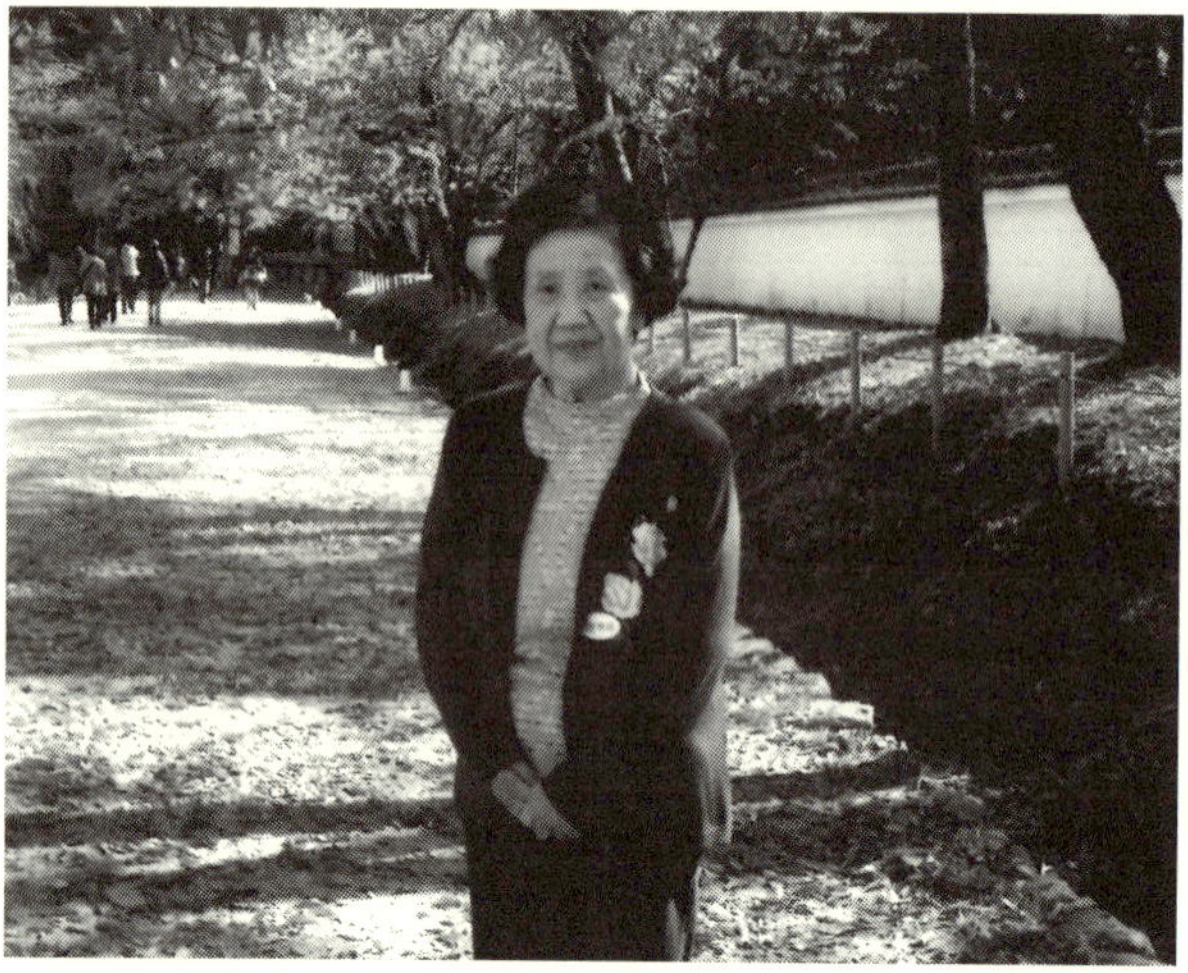

以前には、旅行にさそわれても不安で躊躇《ちゅうちょ》していましたが、今は心配なこともなく、楽に楽しめています。次は、沖縄に行く計画もあります。ワクワクする人生になりました。

◎ＳＭさん（岡山県74歳 発症後20年）

＊写真――歩けなかった私がいまではこのとおり!!

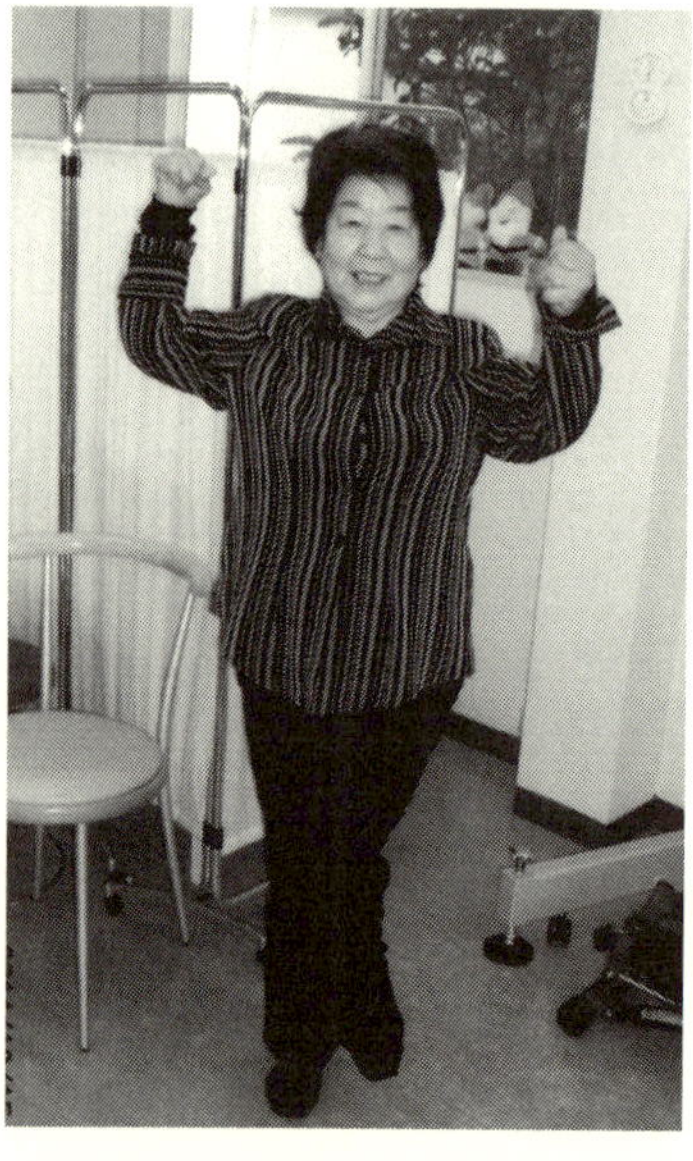

◉

アンケート取材、写真掲載にご協力を賜りました患者さんの大半に、実名での公開までご了承をいただきましたが、出版という観点から、お名前は原則として前書と同様にイニシャルとさせていただきました。掲載をご快諾くださいました患者さん方に、心から感謝、御礼を申し上げます。

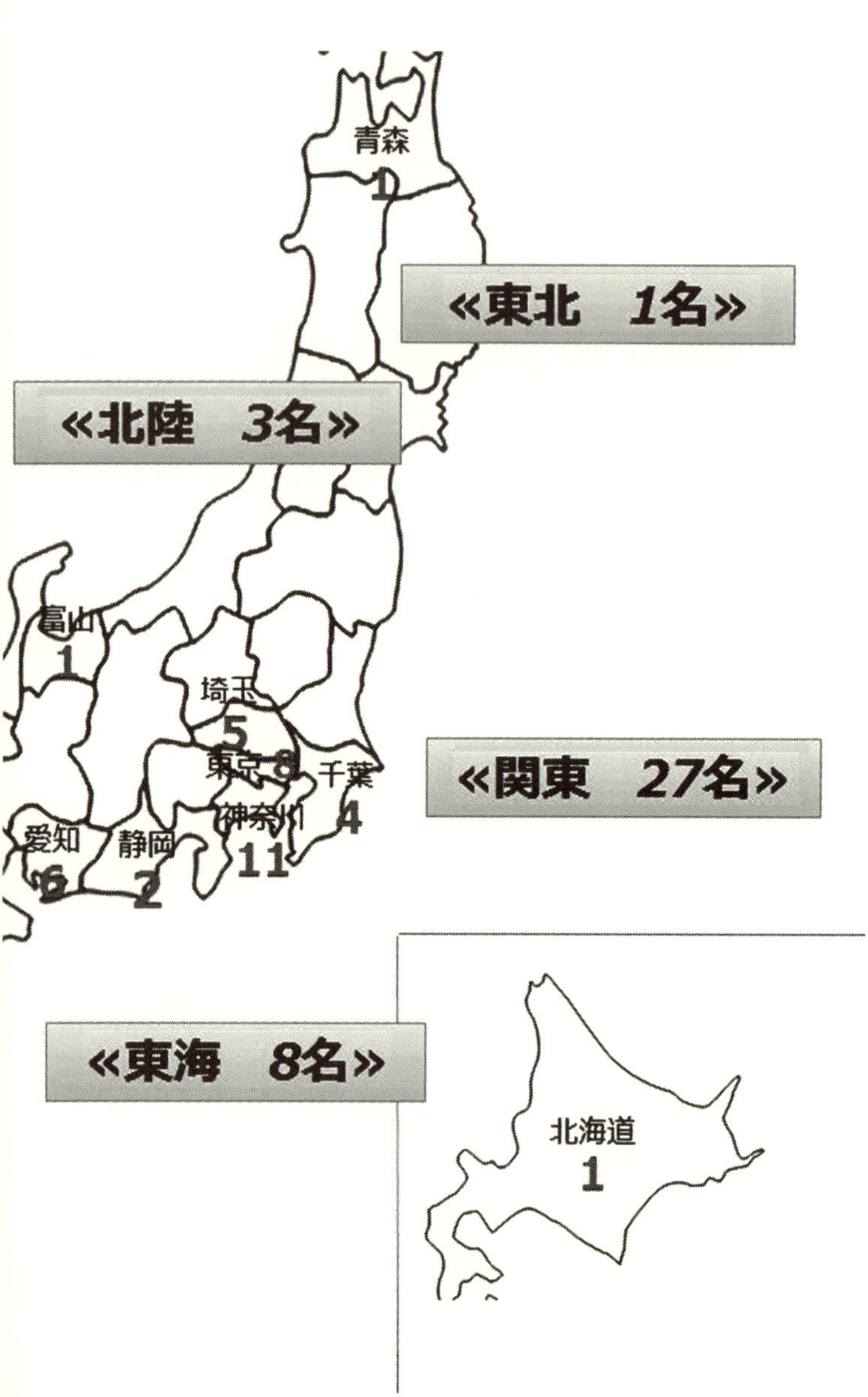

青森
1
«東北　1名»
«北陸　3名»
富山
1
埼玉
5
東京 8
千葉
4
«関東　27名»
愛知
6
静岡
2
神奈川
11
«東海　8名»
北海道
1

◉

全国から来られた患者さんの状況

«合計　283名»

2015.09.08現在

«近畿　43名»

«中四国　174名»

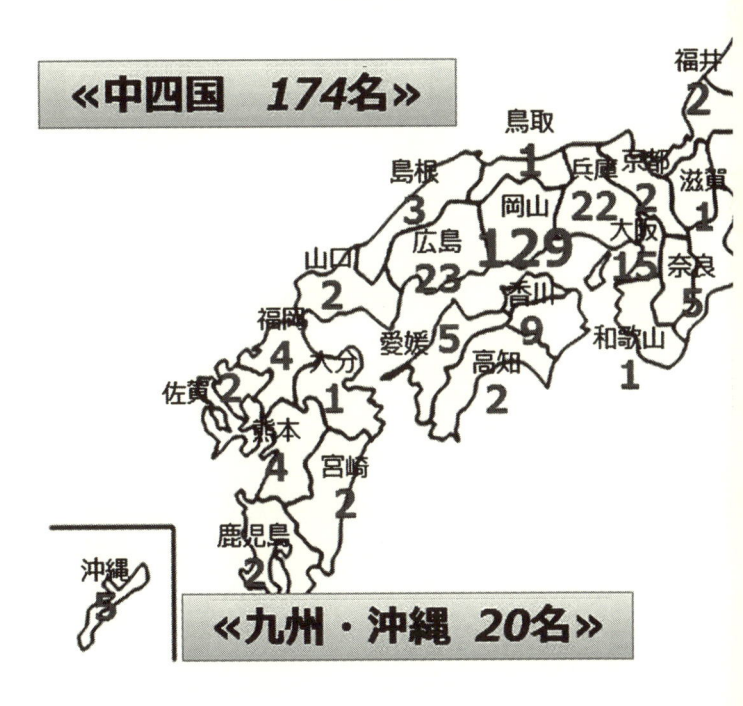

福井
2
鳥取
1
島根
3
兵庫
22
京都
2
滋賀
1
岡山
129
大阪
15
広島
23
山口
2
奈良
5
香川
9
福岡
4
愛媛
5
高知
2
和歌山
1
大分
1
佐賀
2
熊本
4
宮崎
2
鹿児島
2
沖縄
5

«九州・沖縄　20名»

◉

あとがき

この本を読んでいただいてありがとうございました。リウマチのあなたは、「リウマチは治らない」そして「一生付き合っていく病気です」と、主治医から言われたり、リウマチの本にもそのように書いてあったので、ずっとそうなのだと諦めてきたのではありませんか。

でも、この本を読み終えて、今の気持ちはいかがですか。全く違う印象をどなたも感じていることと思います。

そうなのです！　難病だったリウマチは、今は確実に治せるのです。

この本に出てきた方々以外にも、みちがえるように元気になられた人達が私のクリニックには溢れています。あなたも間違いなく「自分がリウマチであることを忘れる」ぐらい元気になれます。

さあ、勇気をだして、新しい治療にトライしてみてください。そうすれば、医療が変わる、リウマチが変わる、そして、あなた自身も変わったことを実感できます。

「あなたが素晴らしい人生を日々送られること」を、私をはじめスタッフ一同願っています。

この本を出すにあたって、ご協力いただいたすべての方々、とりわけアンケート・取材に快く応じてくださった患者の皆様、新薬による治療の実情をインタビューで分かりやすく表現してくださるとともに、患者の皆様の声を分かりやすく編集してくださった月刊『ザ・フナイ』元編集長・ジャーナリストの高岡良子さん、出版で協力してくださった知玄舎の小堀英一さん、そしてふだんの献身的な看護実務とともに本書のための詳細なデータ収集等をしてくれた当クリニック・スタッフの鎌田道枝さん、馬木英子さん、いつも優しく対応してくれている季高ひとみさん、杉山由記さん、藤井麻衣子さんに、心より感謝申し上げます。

リウマチ寛解の鍵は、
「信頼」「勇気」と「決断」「実行」です。
みなさま自身が、自己治癒力そのものであることに気づかれますことを……。

2015年9月11日

わいわい・クリニック　理事長　篠原佳年

◉

◎お問い合わせ

医療法人わいわい・クリニック
岡山県倉敷市藤戸町藤戸2—10（〒710—0133）
TEL：086-428-8525／FAX：086-428-8433／mailto：waiwai-c@sqr.or.jp

●著者プロフィール

篠原　佳年（しのはら　よしとし）

1950年大分県生まれ。岡山大学医学部大学院卒業後、岡山大学部第三内科を経て、現在、医療法人わいわい・クリニック理事長、医学博士。膠原病（主に関節リウマチ）及びアトピー性皮膚炎を中心に治療を行う傍ら、聴覚・栄養療法による様々な病気や障害を治す研究にもとづき、患者が参加する医療を提案。また人間としての気づきやコミュニケーション改善のための講演やセミナーなどの活動を展開している。

主な著書に、『快癒力』（サンマーク出版）、『幸福力』『奇跡の聴覚セラピー』（PHP研究所）、『人生50歳脱皮論』（講談社）、『いつでも、今がいちばん幸福』（竹内書店新社）、『生死同源』（幻冬舎）、『意識の扉をあけて』（七賢出版）、『病気を治すのは自分自身』（日新報道）、『病気を治すのは自意識力』『治る人』（青龍社）、『サバイバルモードから抜け出す方法』（ビジネス社）、『治癒力創造』『モーツァルトを聴くだけでみるみる元気になる！若返る！』（主婦の友社）、『絶対成功力』『モーツァルト療法』『絶対モーツァルト法』『愛のモーツァルト法』（マガジンハウス）、『モーツァルトを聴くと超健康になる』『不眠が治る「魔法の音」CDブック』（マキノ出版）、『奇跡の音8000Hz英語聴覚セラピー』『できる人は右耳を使っている』（きこ書房）、『魔法のくすり箱』『ファンタジックゴルフ』（コボリ出版）、『モーツァルトセラピー』『アトピー最新医療』『リウマチが治った 寛解症例続々』（知玄舎）など多数。

リウマチが治《なお》った②《ツー》

2015年10月10日　初版第1刷発行

著　者　篠原 佳年

発行者　小堀 英一
発行所　知 玄 舎
さいたま市北区奈良町98-7（〒331-0822）
TEL 048-662-5469　FAX 048-662-5459
http://chigen.ddo.jp/~chigen/

発売所　星 雲 社
東京都文京区大塚3-21-10（〒112-0012）
TEL 03-3947-1021　FAX 03-3947-1617

印刷・製本所　中央精版印刷

ISBN978-4-434-21137-9

リウマチが治った 寛解症例続々!!
第1弾　絶賛発売中（2013年4月新刊）

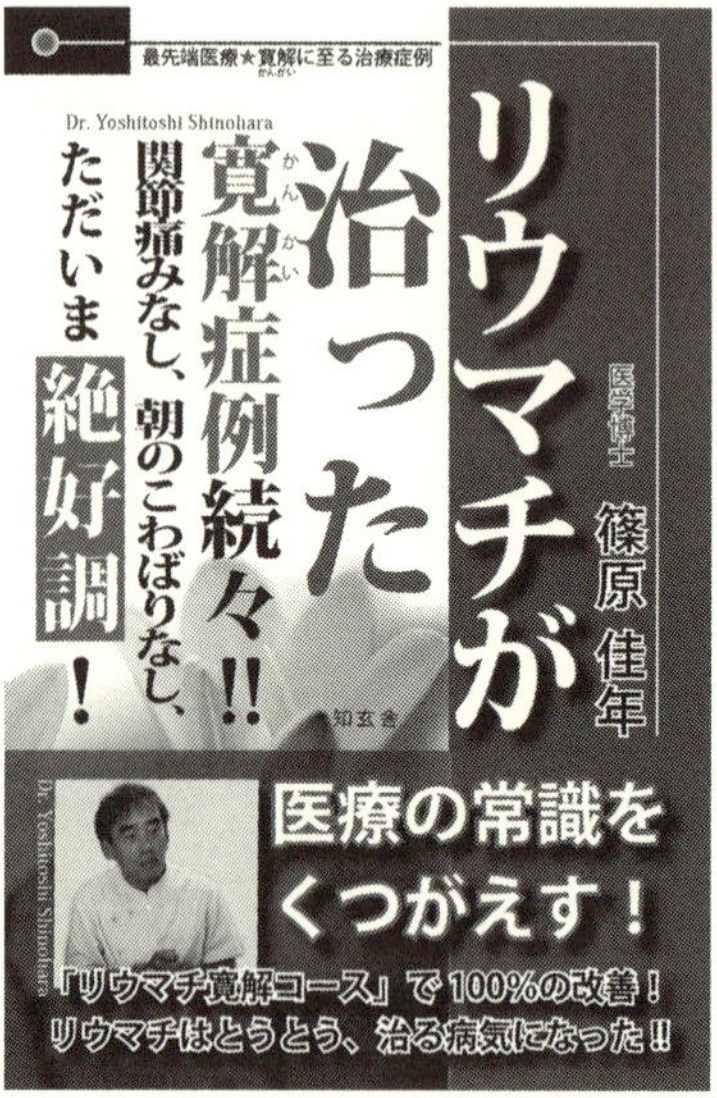

医療の常識を
くつがえす！
リウマチはとうとう、
治る病気になった!!
100人の寛解症例。
関節痛みなし、
朝のこわばりなし、
ただいま絶好調！

篠原 佳年 著

四六判175頁、2013年4月8日初版発行、定価：1,260円（税込）
ISBN978-4-434-17683-8　発行：知玄舎／発売：星雲社（全国書店）
電子書籍（本体価格800円）も発売中（全国有力電子書店）。

リウマチ医療で確実に改善する効果がある最新の治療法を、症例・証言を含めて紹介。一度かかると一生治らないと言われていた関節リウマチが、続々と寛解（カンカイ＝病気の症状が消失すること）する治療薬が現れた。その治療効果は、寝たきりや車イスの患者が自立歩行できるまで快復したり、仕事に復帰できたり、ハードなスポーツを楽しんだり、世界を旅できたり、などなど、リウマチ医療の常識をくつがえすもの。リウマチはすでに寛解する病気になったことを、21人の患者さんへのインタビューにより、回復経過を詳細に紹介。